Heilkraft
Unserer
Lieblinge

Heilkraft Unserer Lieblinge

Was Haustiere über Ihre Seele verraten können

BY

KURT GASSNER

My-mindguide.com

Heilkraft Unserer Lieblinge
Kurt Gassner

First Edition, 2022

Impressum
My-mindguide – The publishing trademarke of trendguide Capital GmbH, Klenzestr. 42a, 80469 Munich, Germany.

Reg. Nr. HRB Munich 206639, VAT 152 123 159, CEO: Kurt Friedrich Gassner
Web: www.my-mindguide.com, mail: gassner@my-mindguide.com

Paperback ISBN: 978-3-949978-86-9
Hardback ISBN: 978-3-949978-87-6

Inhaltsübersicht

VORWORT

WARUM ICH DIESES BUCH SCHREIBEN MUSSTE...

Mein Interesse an diesem Thema wurde durch meine Schwester geweckt, deren Geschichte Sie in diesem Buch lesen. Ein weiterer wichtiger Faktor waren meine Studien über die Heilkraft von Hypnotherapien, Meditation und Psychologie.

Ich verstehe sehr wohl, dass unsere treuen Begleiter ein Weg zur inneren Heilung sind.

So spielen Pferde im Leben meiner Schwester eine große Rolle und haben nicht nur physisch, sondern auch psychisch Wunder bewirkt.

Ich bete dafür, dass sie die Traumata der Vergangenheit für immer loslassen kann und obwohl Pferde eine wichtige Rolle in ihrem Leben spielen, nicht DAS einzige bestimmende Element in ihrem Leben sind.

In dieser deutschsprachigen Ausgabe finden sich viele Bezüge auf die US oder auch Australische Situation wieder. Ich kann versichern, dass die Aussagen auch uneingeschränkt für unsere Gegebenheiten hier gelten, soweit sich das aufgrund der geringeren Datenlage verifizieren ließ.

Animals Healing Power

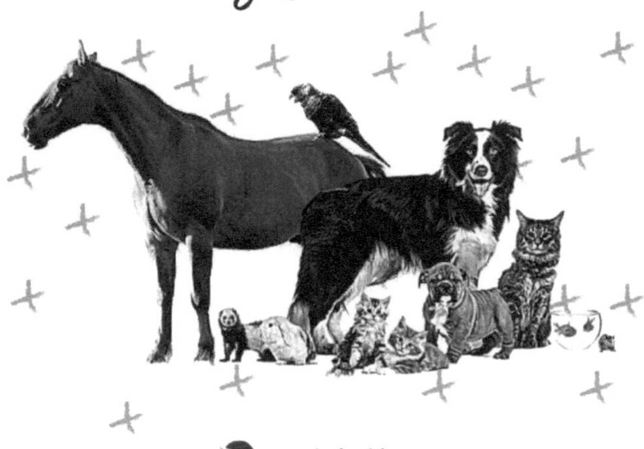

My-mindguide.com

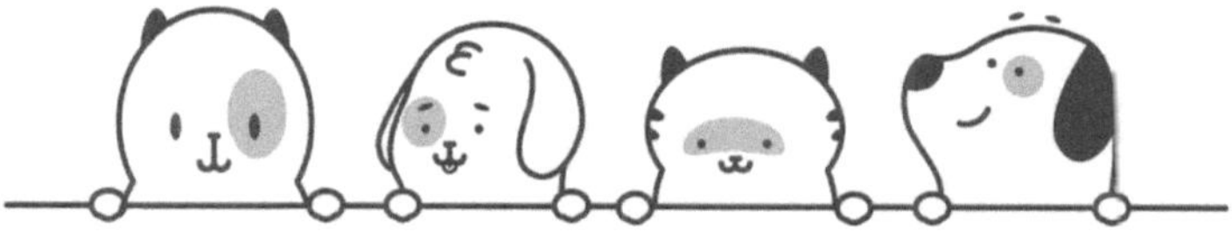

EINFÜHRUNG

Es ist eine wenig bekannte Tatsache, dass Tiere häufig die Wunden der Einsamkeit und des Traumas in unserer Gesellschaft heilen. Haustiere können Lebensretter sein, denn sie befriedigen nicht nur unser Bedürfnis nach Gesellschaft und danach, Liebe zu schenken, sondern auch unser tiefes Bedürfnis, geliebt zu werden. Natürlich gilt das nicht nur für Menschen, die allein sind. Auch diejenigen, die mit vielen menschlichen Gefährten gesegnet sind, haben eine besondere Verbindung zu ihren Haustieren.

Diejenigen, die Haustiere besitzen, wissen, dass sie uns glücklich machen. Immer mehr wissenschaftliche Daten weisen darüber hinaus darauf hin, dass unsere Haustiere auch unserer Gesundheit dienlich sind.

Das erklärt, warum Tiere – vor allem Hunde und Katzen, Vögel, Fische und sogar Pferde – zunehmend in Krankenhäusern, Pflegeheimen, Schulen, Gefängnissen und psychiatrischen Einrichtungen eingesetzt werden.

Ein breites Spektrum von Emotionen zu erleben, ist gesund. Dennoch ist es in einigen Fällen sinnvoll, sich von negativen Emotionen zu lösen – und dabei können Haustiere helfen.

Studien zufolge kann allein der Blick in die Augen Ihres Haustiers Ihre Herzfrequenz senken. Die bloße Anwesenheit des Tiers reicht aus, um Sie zu beruhigen, und Ihnen das Gefühl zu geben, geliebt zu werden. Ein schönes Beispiel sind Begleithunde, die darauf trainiert sind, drohende Panikattacken zu erkennen und Veteranen bei Angstzuständen zu helfen. Auch die pferdegestützte Therapie macht große Fortschritte bei der Unterstützung problembelasteter Jugendlicher und psychisch erkrankter Erwachsener. Begleittiere helfen Menschen mit besonderen Bedürfnissen, indem sie die Pflege übernehmen, die Menschen nicht leisten können oder wollen. Immer mehr Menschen erkennen den Bedarf an „emotionalen Unterstützungstieren", die verschiedene Funktionen erfüllen. Es ist unbestreitbar, dass die meisten Menschen im engen Kontakt mit Tieren Trost finden.

Untersuchungen haben ergeben, dass Menschen, die sich mit Tieren beschäftigen, einen höheren Oxytocinspiegel haben (auch bekannt als „Vertrauenshormon", „Liebeshormon" oder „Bindungshormon"). In einer Studie wurde festgestellt, dass Frauen, die nach der Arbeit zu Hause auf ihren Hund trafen, einen erhöhten Oxytocinspiegel aufwiesen. Auf emotionaler Ebene unterstützt Oxytocin Mütter bei der Bindung an ihre neugeborenen Kinder, hilft menschlichen Paaren bei der Entwicklung eines tieferen Gefühls von Intimität und wurde mit einem besseren Selbstwertgefühl, Optimismus und Vertrauen in Verbindung gebracht. Ferner gibt es Hinweise darauf, dass die Verbindung zu einem Tier das Stresshormon Cortisol senken und den Dopaminspiegel erhöhen kann – was für Wohlbefinden sorgt.

Interessanterweise verwenden wir, obwohl Tiere die geistige und körperliche Gesundheit verbessern können, immer noch Phrasen wie „Hören Sie auf, sich wie ein Tier zu verhalten“, als ob Tiere irgendwie unter uns stünden. Eine solche Terminologie erscheint unangemessen.

Kein anderes Tier schädigt seine Umgebung auf ähnliche Weise wie der Mensch. Tatsächlich trägt jede Tierart in ihrem natürlichen Zustand zum Aufrechterhalten des Ökosystems bei und hilft so, das Gleichgewicht des Planeten zu bewahren. Nur eingeschleppte Arten, die invasiv werden, verursachen ein ökologisches Ungleichgewicht und sind auf diese Weise umweltschädlich. Die eigentliche Frage lautet also, ob wir weiterhin den Planeten, auf dem wir leben, ruinieren wollen – oder nicht lieber anfangen sollten, uns wie andere Tiere zu verhalten.

Tiere werden häufig als gefährlich angesehen. Wenn es jedoch um die tödlichsten Tiere der Welt geht, spielen diejenigen, die am meisten gefürchtet sind, etwa Haie, Wölfe und Bären, keine große Rolle. Der Mensch steht hier einsam an der Spitze, noch vor den krankheitsübertragenden Mücken.

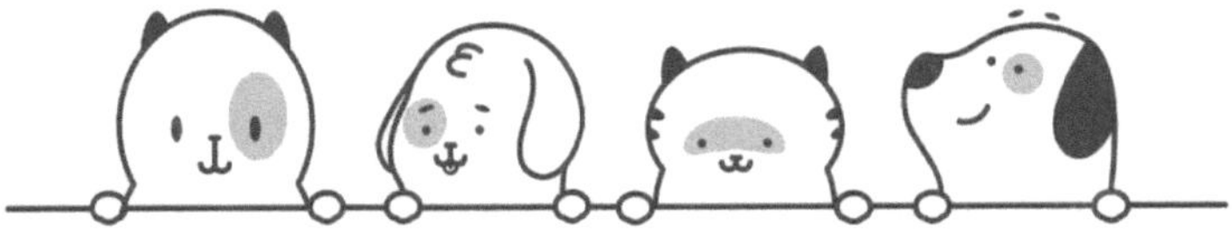

DIE BEZIEHUNG ZWISCHEN MENSCH UND TIER IM LAUFE DER ZEIT

Die Verbindung zwischen Mensch und Tier wird laut der *American Veterinary Medical Association* (AVMA) als „eine für beide Seiten vorteilhafte und dynamische Beziehung" definiert. Seit Tausenden von Jahren profitiert die Menschheit von dieser einzigartigen Verbindung. Die frühen Menschen waren so sehr auf Tiere angewiesen, dass es Beweise dafür gibt, dass wir ohne sie als Spezies nicht überlebt hätten oder nicht gediehen wären.

Es ist unwahrscheinlich, dass jeder, der schon einmal ein Haustier oder ein Arbeitstier besessen hat, diese Verbindung wissenschaftlich beschreiben kann. Unsere Bindungen zu Hunden, Katzen, Vögeln, Reptilien, Amphibien, Pferden und anderen Haustieren gehen weit über Worte hinaus. Unsere Haustiere können unsere Emotionen spüren und uns Freude und Ruhe schenken, sodass die Beziehung zu ihnen sogar mit den engsten menschlichen Bindungen in unserem Leben konkurrieren können.

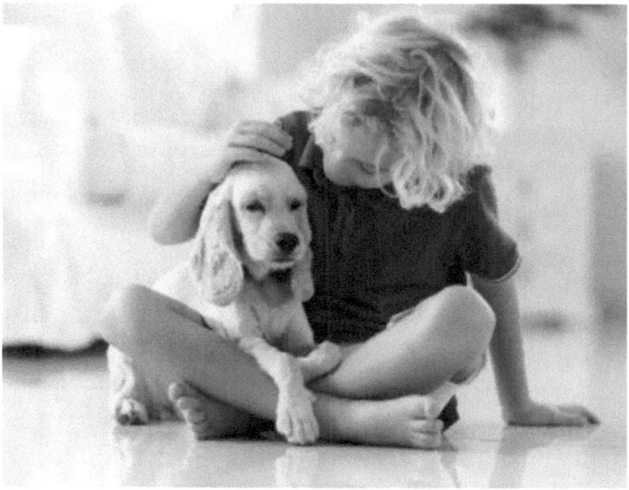

Wenn Sie in den Vereinigten Staaten leben, sind Sie wahrscheinlich daran gewöhnt, dass kleine (oder große!) Pfoten über Ihr Bett wandern oder eine kalte, feuchte Nase an Ihrer Hand liegt, wenn Sie aufwachen. Laut der *National Pet Owners Survey* der *American Pet Products Association* (APPA) von 2017-18 besitzen 68 Prozent der US-Haushalte ein Haustier – das entspricht 84,6 Millionen Haushalten. Hunde und Katzen sind zwar nach wie vor die beliebtesten Haustiere, aber auch Pferde, Vögel, Fische, Reptilien und andere Tiere sind beliebt.

(68% of US households own a pet.
=
84.6 million homes)

Haustiere sind für die Amerikaner sehr wichtig. Nach Angaben der APPA werden allein in den Vereinigten Staaten in diesem Jahr 72,1 Milliarden Dollar für Haustiere ausgegeben, gegenüber 69,5 Milliarden Dollar im Jahr 2017. In diesen Kosten sind Futter, Zubehör, rezeptfreie Medikamente, tierärztliche Behandlungen, der Kauf lebender Tiere und andere Dienstleistungen enthalten. In Deutschland, Österreich und der Schweiz bewegen sich die Zahlen, die noch einmal einen Boost durch die Corona Panademie erhalten haben, auf ähnlichem Niveau pro Kopf der Bevölkerung.

Es geht nicht nur darum, wie viel Geld man ausgibt. Die Art und Weise, wie Haustiere täglich mit ihren Besitzern interagieren, zeigt, wie wichtig ihre Rolle ist und wie die Menschen heutzutage ihre Hunde wie einen anderen Menschen respektieren. Der *New York Times* zufolge schlafen 70 Prozent der Haustierbesitzer gelegentlich mit ihren Tieren in einem Bett, 65 Prozent kaufen Weihnachtsgeschenke für ihre Tiere, 23 Prozent bereiten spezielle Mahlzeiten für ihre Tiere zu und 40 Prozent der verheirateten Frauen geben an, dass ihre Haustiere ihnen mehr emotionale Unterstützung bieten als ihre Ehepartner.

Diese Bindung zwischen Tieren und ihren Besitzern war nicht immer so eng und freundlich. Nach Angaben von Bayer, einem Life-Science-Unternehmen, entwickelte sich die Partnerschaft zwischen dem Menschen und Tieren im Laufe von mehr als 15.000 Jahren. Am Anfang war sie jedoch eine Arbeitsgemeinschaft.. Tiere boten dem Menschen Schutz und Unterstützung bei der Jagd, in der Landwirtschaft oder bei anderen wichtigen Aufgaben des täglichen Lebens. Vor allem Fährten- und Hütehunde wurden eingesetzt. Katzen lebten traditionell im Freien und jagten und töteten Nagetiere, die Krankheiten verbreiten oder Nahrungsmittel und andere Vorräte zerstören konnten, wenn die Populationen unkontrolliert blieben.

In Kriegszeiten wurden oft Tiere eingesetzt, um Menschen zu helfen. Kavalleriepferde, Wachhunde, Brieftauben und sogar Maskottchentiere haben laut dem *United States Army Medical Department Journal* (AMDJ) in der Vergangenheit im Militär gedient. Dem AMDJ zufolge können diese Tiere nicht nur der Verteidigung dienen, sondern auch Stress abbauen und ihren menschlichen Kollegen ein Gefühl von Stolz vermitteln.

Dieser kurze Einblick in die bewegte Geschichte der Mensch-Tier-Beziehung zeigt vor allem eines: Tiere sind nicht erst seit gestern enge Begleiter des Menschen. Mit diesem Wissen im Hinterkopf können wir uns nun den vielen Vorteilen, die Haustiere für unsere physische wie psychische Gesundheit bieten, widmen.

DIE HEILENDE KRAFT DER TIERE

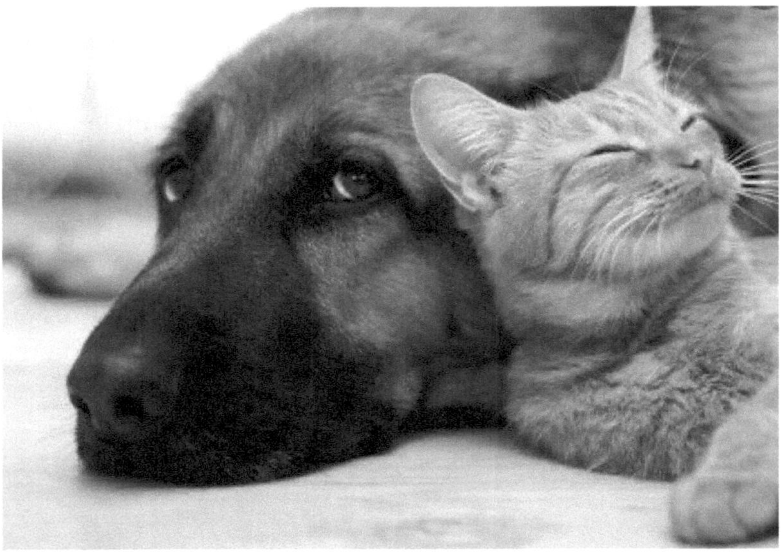

Die Vorstellung, dass Tiere über einzigartige Heilfähigkeiten verfügen, ist für uns nicht neu. Seit vielen Jahren wird über ihre heilende Kraft geschrieben. Laut NPR begann der Einsatz von Haustieren in der Medizin vor mehr als 150 Jahre. Studien, die drei Jahrzehnte zurückreichen, bestätigen, dass schon das Streicheln eines Hundes den Blutdruck senken kann. In jüngerer Zeit haben sich die Studien auf die Beziehung zwischen der Interaktion mit Tieren und der Freisetzung des Hormons Oxytocin konzentriert, das starke Auswirkungen auf die Fähigkeit des Körpers hat, zu regenerieren und neue Zellen zu bilden.

Doch damit enden die Vorteile eines Haustieres für die Heilung nicht. Diejenigen, die ein Haustier haben, neigen eher dazu, zusätzliche Bewegung in ihren Tagesablauf einzubauen. Ich bin mir dessen bewusst, da ich sehr viel Zeit damit verbracht habe, meinen Haustieren im Haus und draußen hinterherzulaufen! Doch abgesehen von den körperlichen Vorteilen hilft der Besitz eines Haustieres den Menschen auch, zu erkennen, dass Liebe bedingungslos sein kann! Tiere urteilen nicht über Sie und kritisieren Sie nicht aufgrund Ihres Aussehens, Ihrer Kleidung, Ihrer politischen Ansichten oder Ihrer sonstigen Weltanschauung. Solche Dinge gibt es im Tierreich nicht, deshalb sind sie auch nicht wichtig.

Das Einzige, was Tiere von ihren Besitzern zu wollen scheinen (abgesehen von lebensnotwendigen Dingen wie frischem Futter und Wasser), ist, dass man Zeit mit ihnen verbringt und sie so liebt, wie sie sind. Was für eine wunderbare Lebenslektion wäre es, wenn wir alle so handeln könnten wie unsere Haustiere?! Einfach zu SEIN! Unverfälscht und vollständig zu existieren. Es gäbe kein Urteil, nur Liebe und Akzeptanz. Wir Menschen sollten danach streben, mehr wie die Tiere zu sein, indem wir im gegenwärtigen Moment existieren und auf der Grundlage bedingungsloser Liebe und Akzeptanz leben.

Rabbit

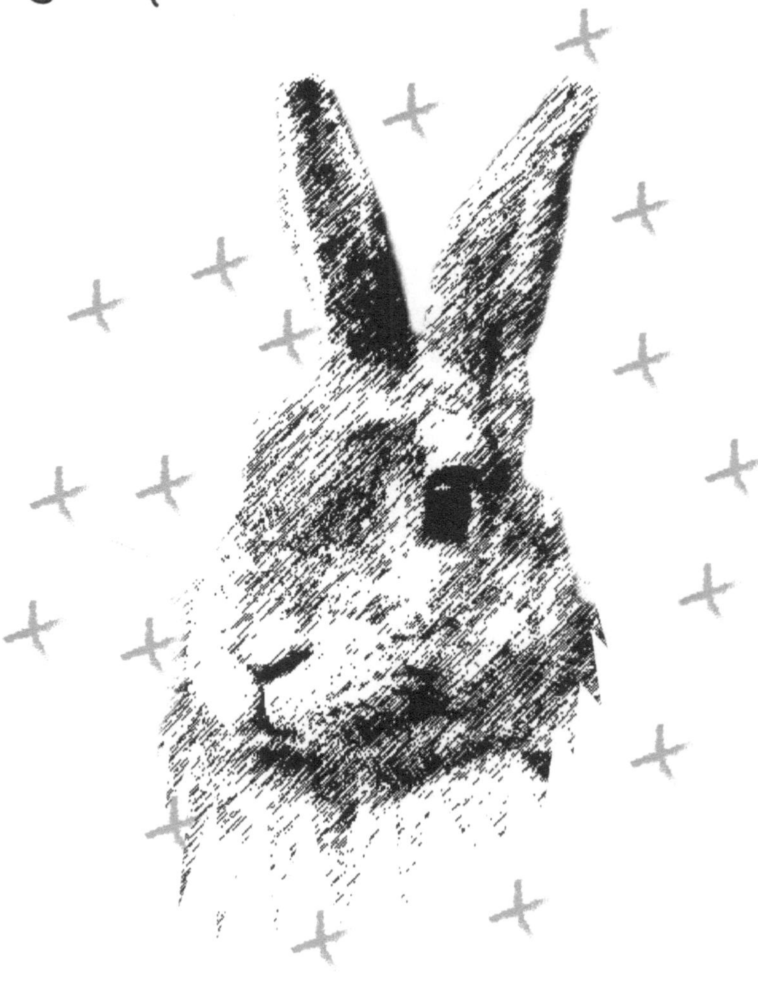

My-mindguide.com

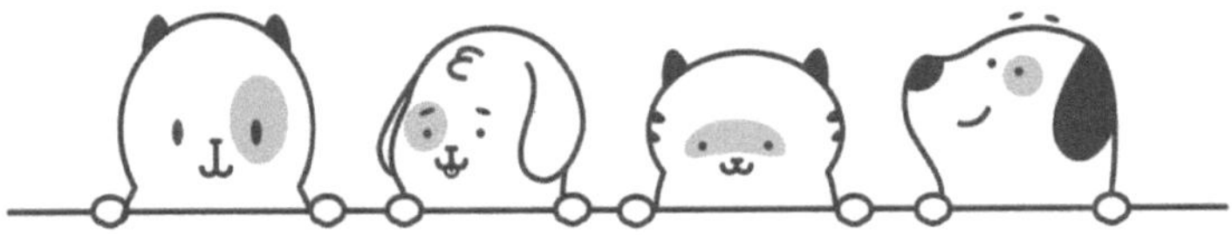

WAS SAGT DIE FORSCHUNG?

Die Forschung zeigt eindeutig, dass ein Tier in Ihrem Leben für Ihre körperliche Gesundheit von Vorteil ist. So wurde etwa nachgewiesen, dass ein Tier in unserem Leben zu weniger Arztbesuchen, niedrigerem Blutdruck, niedrigeren Cholesterinwerten und einem geringeren Risiko, an einem Herzinfarkt zu sterben, führen kann. Tiere in unserem Zuhause und in unseren Herzen machen uns gesünder!

Tiere sind gut für die Entwicklung von Kindern.
Viele Eltern glauben, dass die Aufnahme eines vierbeinigen Haustiers in die Familie für die Kinder von Vorteil ist. In den meisten Fällen haben sie damit Recht. Kinder, die regelmäßig mit Tieren zu tun haben, entwickeln ein stärkeres Selbstwertgefühl, nehmen an mehr Aktivitäten wie Sport, Hobbys, Vereinen oder Hausarbeit teil und entwickeln ein liebevolleres Verhalten. Sie sind auch mitfühlender gegenüber Tieren und Menschen.

Ich möchte natürlich nicht dafür plädieren, dass sich jeder überstürzt ein Pferd für den kleinen Johnny anschafft, ohne vorher die damit verbundenen Kosten und den Aufwand abzuwägen. Haustiere eignen sich nicht für jede Familie und jede Lebenssituation. Außerdem ist nicht jedes Tier für jeden Menschen geeignet. Die Entscheidung für ein Haustier erfordert ein hohes Maß an Planung und Vorbereitung, eine sorgfältige Auswahl und die Berücksichtigung der individuellen Familien- und Wohnverhältnisse. Wenn Sie jedoch das richtige Haustier für Ihr Zuhause finden, kann die Aufnahme eines Tieres in Ihre Familie für Ihre Kinder eine wertvolle Gelegenheit sein, etwas über das Leben, Verantwortung und die Pflege und Fürsorge für andere zu lernen.

Tiere sind gut für ältere Menschen.
Senioren, die ein Haustier besitzen, müssen seltener zum Arzt, können Stress besser bewältigen, sind aktiver und fühlen sich deutlich weniger einsam.

Tiere können gut für unsere Ehen sein.
Einer Studie zufolge haben Paare, die einen Hund zu Hause haben, auch eine stärkere Bindung zueinander.

Die meisten Forschungsergebnisse deuten darauf hin, dass der Nutzen am größten ist, wenn es eine positive Interaktion zwischen Mensch und Tier gibt. Einige Studien zeigen jedoch, dass die Anwesenheit eines Tieres, auch wenn wir es nicht kennen oder nicht direkt mit ihm zu tun haben, eine positive Wirkung haben kann. In einer Studie wurden Kinder dazu angehalten, vor einem Publikum laut zu lesen. Allein die Anwesenheit eines freundlichen Hundes verringerte das Stressniveau der Kinder drastisch.

Die Gesellschaft eines Tieres kann auch dazu führen, dass wir freundlicher, großzügiger und mitfühlender miteinander umgehen und uns gegenseitig in einem positiveren Licht sehen. Menschen im Rollstuhl oder mit Behinderungen, die von einem Hund begleitet werden, erleben zum Beispiel wesentlich mehr positive soziale Kontakte und Interaktionen als Menschen ohne Begleitung. Andere Menschen gehen eher auf sie zu und nehmen Kontakt zu ihnen auf, anstatt sie zu ignorieren oder zu meiden.

Tiere können uns sogar schlauer machen.
Es wurde untersucht, wie Tiere den Spracherwerb und die verbalen Fähigkeiten in der frühen Kindheit unterstützen. Die Ergebnisse deuten darauf hin, dass sie die kognitive Entwicklung anregen und fördern können.

Tiere helfen uns am meisten in schwierigen Zeiten.
Tiere können unsere körperliche und psychische Gesundheit jederzeit verbessern. Das folgende Zitat aus dem Buch *Animals as Teachers and Healers* von Susan Chernak McElroy bringt jedoch zum Ausdruck, dass diese Verbindung besonders stark ist, wenn wir uns verletzlich oder gestresst fühlen oder vor einer bedeutenden Veränderung in unserem Leben stehen:

„In meinen frühen Zwanzigern wurde ich nach einem Suizidversuch wegen einer Depression behandelt. Ich wurde zwei Jahre lang mit Schocktherapie und intensiven Medikamenten behandelt und verließ das Haus nur, um den Therapeuten aufzusuchen. Während dieser Jahre war Sunshine mein einziger Freund und das einzige Lebewesen, das mit mir kommunizieren konnte. Ich streichelte sie, summte ihr etwas vor, murmelte ihr etwas zu und weinte in ihr Fell. Wenn es so aussah, als schliefe die ganze Welt ohne mich, hielt sie ein Auge auf mich. Sie war das einzige absolut sichere Wesen in meinem Universum. Ich bin jetzt in meinen Vierzigern. Jahre der Gesundheit und des

Glaubens haben mir gegeben, was ich mir mit zwanzig nicht hätte vorstellen können. Sunshine ist schon lange weg. Vielleicht hat sie mich nicht geheilt, aber sie hat mich gerettet, sodass ich mich mit der Zeit selbst heilen konnte."

Auch hier gibt es Hinweise auf das bemerkenswerte Heilungspotenzial der Liebe und Unterstützung eines Tieres. Hier sind ein paar weitere Beispiele:

- AIDS-Patienten, die Haustiere haben, sind weniger verzweifelt und gestresst. Ihre Hunde spenden ihnen viel Trost und helfen ihnen, Selbstwirksamkeitsgefühle aufrechtzuerhalten.

- Kinder mit Autismus, die Hunde haben, zeigen „mehr prosoziale Verhaltensweisen und weniger autistische Züge wie Selbstbezogenheit".

- Andere Untersuchungen haben ergeben, dass Tiere als Puffervariable für belastende Erlebnisse eines Kindes, wie Krieg oder sexuellen Missbrauch, dienen können.

- Mehrere Studien haben gezeigt, dass Begleittiere als Puffer gegen Depressionen dienen und die Wahrscheinlichkeit (auto-)aggressiven Verhaltens verringern. Sie motivieren die Betroffenen ferner zu gesünderen und konstruktiveren Aktivitäten und helfen, Einsicht in unsere emotionalen Erfahrungen, Krankheiten und Verhaltensweisen zu gewinnen.

- Schließlich kann ein Tier als Gefährte Kindern helfen, mit der schrecklichen Krankheit oder dem Verlust eines Elternteils fertig zu werden.

Bei großen Belastungen suchen wir vielleicht die Hilfe eines Beraters oder eines anderen Angehörigen der helfenden Berufe. Vor diesem Hintergrund wird schnell verständlich, wie die Einbeziehung von Tieren in diese Berufe die Behandlung der genannten Erkrankungen sowie die Unterstützung bei den genannten Problemen fördern kann.

Pet Partners (ehemals Delta Society), eine gemeinnützige Organisation, die sich der Erforschung und Verbesserung der Mensch-Tier-Beziehung widmet, bezeichnet die Einbeziehung von Tieren in Behandlungsprogramme als tiergestützte Therapie (AAT). Tiergestützte Therapie kann definiert werden als „eine zielgerichtete Intervention, bei der ein Tier ein integraler Bestandteil des Behandlungsprozesses ist, der die Verbesserung der körperlichen, sozialen, emotionalen und/ oder kognitiven Funktionen des Menschen fördern soll". Viele Therapeuten und Programme, vom therapeutischen Reiten bis hin zu Besuchsprogrammen für Haustiere in Krankenhäusern, setzen mittlerweile auf Elemente der tiergestützten Therapie.

Wie wird die tiergestützte Therapie durchgeführt?
Die tiergestützte Therapie wird von Ihrem Arzt oder dem für Sie zuständigen Therapeuten durchgeführt. Ein qualifizierter Betreuer, in der Regel der Besitzer des Tieres, begleitet das Tier zu jedem Besuch und arbeitet eng mit Ihrem Arzt oder Therapeuten zusammen, um Ihnen zu helfen, Ihre Ziele zu erreichen. In den meisten Fällen handelt es sich bei den Betreuern um Freiwillige. Ein Gespräch über den richtigen Umgang mit dem Tier ist erforderlich, um die Sicherheit sowohl der behandelten Person als auch des Tieres zu gewährleisten.

Die Auswahl eines geeigneten Tieres ist der erste Schritt in der Heimtiertherapie. Viele Organisationen bieten Schulungen an und bringen freiwillige Tierhalter und -betreuer mit Gesundheitsexperten zusammen. Ein Team muss bestimmte Bedingungen erfüllen, bevor ein Tier und sein Betreuer an der Heimtiertherapie teilnehmen können. Dieses Verfahren umfasst in der Regel Folgendes:

- Eine Untersuchung des Tieres, um sicherzustellen, dass es aktuell geimpft und frei von Krankheiten ist.
- Unterricht in Tiergehorsam, um jederzeit eine vollständige Tierkontrolle zu ermöglichen
- Einen Trainingskurs, in dem der Hundeführer lernt, wie er effektiv mit anderen kommunizieren kann
- Gespräche mit dem Betreuer über die Veranlagung, das Temperament und die Eigenschaften des Tieres, die es zu einem vielversprechenden Therapietier machen
- Zertifizierung durch die Trägerorganisation

Die Tiere werden je nach den Bedürfnissen einer bestimmten Person für die Therapie eingesetzt, sobald ein Tier und ein Betreuerteam zugelassen wurden. Art, Rasse, Größe, Alter und natürliches Temperament des Tieres entscheiden darüber, wo und wie es am hilfreichsten sein wird.

Die Festlegung realistischer Ziele und Erwartungen ist entscheidend für die Wirksamkeit der Heimtiertherapie. Diese Ziele werden von jedem Patienten und seinem Arzt oder Therapeuten zu Beginn der Behandlung festgelegt. Sie werden auch darüber sprechen, wie Sie das Ziel erreichen und wie lange es dauern wird. Der Arzt oder Therapeut wird Ihre Fortschritte verfolgen und Sie dabei unterstützen, Ihre Ziele einzuhalten. Sie können Ihren Behandlungsplan ändern, wenn Sie langsamer oder schneller als erwartet Fortschritte machen.

Sowohl Kinder als auch Erwachsene können bei vielen körperlichen und geistigen Erkrankungen von einer Haustiertherapie profitieren. Sie kann dazu beitragen, Stress, Ängste und Traurigkeit zu lindern und gleichzeitig das Glücksgefühl und die Sozialisierung zu fördern. Wenden Sie sich an Ihren Arzt, um weitere Informationen über die Tiertherapie zu erhalten und herauszufinden, ob sie für Sie geeignet ist.

Cat

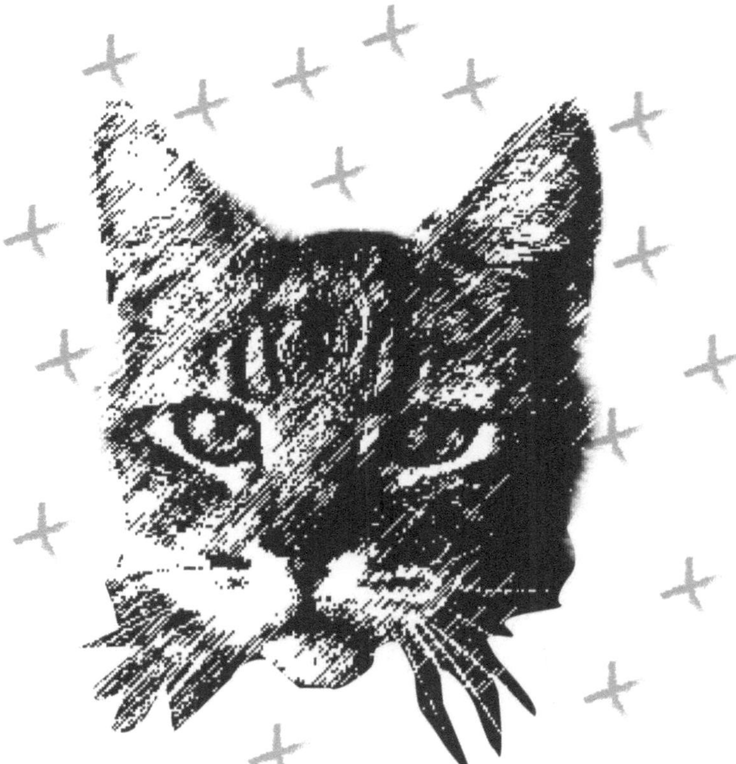

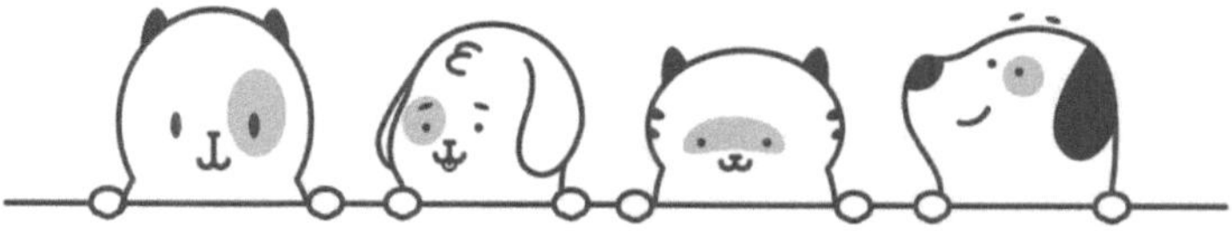

WEITERE GESUNDHEITLICHE VORTEILE: WIE HAUSTIERE IHR LEBEN VERÄNDERN

Das Leben ist unbezahlbar. Wir sind ständig auf der Suche nach Möglichkeiten, unser Leben zu verlängern und zu verbessern. Haustiere bieten uns Gesellschaft und bedingungslose Zuneigung, aber sie spielen auch eine wichtige Rolle bei der Verbesserung unserer Lebensqualität.

Sich ein Haustier anzuschaffen, ist eine der besten Entscheidungen, die man treffen kann. Es gibt nichts Schöneres, als von einem Hund geweckt zu werden, der mit großen schwarzen, unschuldigen Augen vor einem steht und einen bewundernd anschaut, dessen Zunge seitlich heraushängt oder der ein Spielzeug im Maul hält. Das Glücksgefühl ist enorm, lässt sich aber kaum in Worte fassen.

Hatten Sie schon einmal das Gefühl, dass die Welt über Ihnen zusammenbricht und Sie die Tränen nicht aufhalten oder die Qualen in Ihrer Brust nicht lindern können, egal was Sie tun? Hatten Sie schon einmal den Segen eines Haustieres, das Sie in dieser Zeit beruhigt hat? Ich war früher vor Prüfungen immer nervös. Ich habe bis spät in die Nacht am Schreibtisch gesessen und gelernt und war manchmal den Tränen nah, weil es einfach zu viel war. Es gibt zu viele Erwartungen, ungelesene Kapitel, unerfüllte Träume, Druck und viel zu viele Enttäuschungen. Es ist einfach alles zu viel! Wenn ich mich in diesen langen Nächten am einsamsten fühlte, hatte ich das große Glück, dass mein geliebter Hund zu mir kam und sich zu mir setzte. Er saß neben meinen Füßen, strich mit dem Kopf über meine Zehen, leckte meine Füße und versuchte, mich zu trösten, immer bereit für eine Umarmung. Er drehte sich um, brachte sein Lieblingsspielzeug und gab es mir oder er schob meinen Stuhl weiter und spielte damit. Am Ende habe ich immer nachgeben. Ich tat so, als sei ich vom Stuhl gefallen, woraufhin immer erschrocken angerannt kam – bis er merkte, dass ich ihn hereingelegt hatte. Das Drama, die Liebe und der Spaß sind grenzenlos, wenn man ein Haustier hat.

Laut einer Studie, die im *Journal of Personality and Social Psychology* veröffentlicht wurde, haben Haustierbesitzer ein höheres Selbstwertgefühl als Nicht-Haustierbesitzer. Haustierbesitzer sind außerdem extrovertierter und weniger ängstlich als Nicht-Haustierbesitzer. In einer anderen Studie mit 97 Haustierbesitzern wurden die Teilnehmer einer unangenehmen sozialen Erfahrung ausgesetzt. Anschließend sollten sie über ihren besten Freund oder ihr Haustier schreiben oder eine Karte ihres College-Campus erstellen. Im Rahmen der Studie konnte festgestellt werden, dass diejenigen, die über ihr Haustier oder ihren besten Freund schrieben, anschließend keine negativen Gedanken hatten und auch nach der unangenehmen sozialen Erfahrung noch fröhlich waren. Studien haben auch gezeigt, dass Menschen mit Herzproblemen, die ein Haustier haben, seltener einen Herzinfarkt erleiden als andere Betroffene. Auch der Einsatz von Therapiehunden zur Behandlung von Angstzuständen und chronischen Schmerzen hat bemerkenswerte Erfolge gezeigt.

Wenn man ein Haustier hat, hat man immer jemanden, mit dem man kuscheln kann; jemanden, der zuhört, ohne sich zu beschweren, wenn man seinen Frust ablässt; jemanden, der einen von den Sorgen des Lebens ablenkt; jemanden, mit dem man spazierengehen kann, und jemanden, der immer zu Hause auf wartet. Am wichtigsten ist jedoch, dass Sie immer jemanden haben, der Sie bedingungslos liebt. Die Anwesenheit eines Tieres senkt nicht nur Ihren Blutdruck, der ein Indikator für Stress ist, sondern trägt auch dazu bei, den Serotonin- und Dopaminspiegel in Ihrem Gehirn zu erhöhen. Diese Hormone werden mit Gefühlen von Glück, Zärtlichkeit und Zufriedenheit in Verbindung gebracht. Haustiere scheinen die Emotionen zu verstärken, die uns fähiger machen, mit widrigen Lebenssituationen umzugehen. Zu den weiteren Vorteilen eines Haustieres gehören die Entwicklung eines größeren Verantwortungsbewusstseins und eines besseren Zeitmanagements.

Man muss nicht unbedingt die teuerste Hunde- oder Katzenrasse kaufen, um ein passendes Tier zu finden! Die Fixierung auf exotische Rassen, die ein Statussymbol darstellen, ist nicht das, worum es beim Besitz eines Haustiers geht. Der indische Streuner, der auch als Indie-Hund bekannt ist, ist eine vielseitige Rasse, die zudem eine der gesündesten ist. Sie stehen in krassem Gegensatz zu Bernhardinern und Huskys, die sich nicht für wärmere Klimazonen eignen, oder zu Labradoren und Deutschen Schäferhunden, die oft aus unkontrollierter und ausbeuterischer Inzucht hervorgegangen und daher anfällig für eine Vielzahl genetisch bedingter Probleme sind. Jedes Jahr werden 2,7 Millionen Hunde in Tierheimen eingeschläfert, weil es nicht genügend Menschen gibt, die sie adoptieren wollen. Wenn Sie einen Hund aus einem Tierheim oder von einer Rettungsorganisation adoptieren, retten Sie diesen Hund und schaffen Platz für ein anderes Tier in Not. Adoptieren Sie einen Hund aus einem Tierheim oder von der Straße in Ihrer Nähe; sie alle haben Liebe und ein sicheres Zuhause verdient. Das Leben eines Streuners auf der Straße ist voller Misshandlungen und Hunger und wird in der Regel von Menschenhand verkürzt. Einem solchen Hund ein Zuhause zu geben, bedeutet, ihm das Leben zu schenken.

Hier sind einige Möglichkeiten, wie unsere Haustiere unser Leben regelmäßig verbessern:

1. **Gesundheitliche Vorteile**: Wenn Sie zu Hause sind, ist es fast unmöglich, Ihr Haustier zu ignorieren, das mit Sicherheit um Ihre Aufmerksamkeit bittet. Selbst nach einem langen Arbeitstag ist es schwierig, auf der Couch oder im Bett zu liegen, ohne seinem Haustier zumindest *etwas* Aufmerksamkeit zu schenken. Die meisten Haustiere sind ziemlich hartnäckig! Wenn Sie einen lebhaften Hund haben, sind Sie eher bereit, täglich spazieren zu gehen und aktiv zu sein. Wenn Sie einen pelzigen Begleiter haben, werden Sie unweigerlich ein Spielzeug durch den Raum schleppen, um ihm eine Freude zu bereiten. Diese häufige Aktivität senkt nachweislich den Blutdruck und verringert das Risiko von Herzerkrankungen.

2. **Stressabbau**: Wenn Sie Ihren Hund oder Ihre Katze streicheln, wird vermehrt ein Entspannungshormon ausgeschüttet, das

zur Beruhigung und zum Abbau von Spannungen beiträgt und möglicherweise auch Ihren Blutdruck senkt. Studien haben gezeigt, dass Haustiere in bestimmten Situationen effektiver zum Stressabbau beitragen als menschliche Hilfe. Die Menschen suchen möglicherweise zusätzliche Hilfe bei ihren tierischen Begleitern, was durchaus Sinn macht... Ist es nicht garantiert, dass Ihr Haustier Sie nicht verurteilen wird?

3. **Geselligkeit**: Es ist ein schönes Gefühl, zu wissen, dass immer jemand für einen da ist – bedingungslos. Wenn Sie ein Haustier haben, wissen Sie genau, wovon ich spreche. Haustiere geben einem das Gefühl, dazuzugehören und wichtig zu sein, sodass man sich in der Welt nicht so allein fühlt. Haustiere sind ein ausgezeichneter Schutzschild gegen Einsamkeit.

4. **Soziale Erfüllung**: Sehen Sie den Tatsachen ins Auge. Haustiere stehen ständig im Mittelpunkt unserer Aufmerksamkeit und helfen dabei, mit anderen Menschen in Kontakt zu treten.

5. **Glück**: Die bedingungslose Zuneigung und der Respekt, den uns ein Haustier entgegenbringt, geben uns das Gefühl, unterstützt zu werden. So werden wir zu glücklicheren Menschen.

6. **Geringeres Allergierisiko**: Überraschenderweise haben Studien ergeben, dass der Umgang mit Haustieren in der Kindheit die Wahrscheinlichkeit, an Allergien zu erkranken, verringert. Eine Studie der pädiatrischen Abteilung der Universität von Wisconsin ergab, dass der frühe Kontakt

mit Hunden das Risiko der Entwicklung mehrerer allergischer Erkrankungen verringert.

Doch wie sieht all das im Detail aus? Wieso wirkt tiergestützte Therapie? Wieso helfen Haustiere uns gesundheitlich? Wieso stärken sie unsere physischen wie psychischen Abwehrkräfte?

Die meisten Haustierbesitzer kennen die zahlreichen Vorteile, die ein gemeinsames Leben mit einem Haustier mit sich bringt. Viele wissen jedoch nichts von den körperlichen und emotionalen Vorteilen, die das Kuscheln mit einem pelzigen Kumpel mit sich bringt. Erst in jüngster Zeit haben Studien begonnen, die Vorteile dieser Art von Mensch-Tier-Beziehung wissenschaftlich zu untersuchen.

Haustiere haben sich so entwickelt, dass sie sehr sensibel auf Menschen reagieren, auch auf unser Verhalten und unsere Gefühle. Hunde können zum Beispiel viele Worte verstehen, die wir sprechen, aber sie sind besonders gut darin, unseren Tonfall, unsere Körpersprache und unsere Gesten zu entziffern. Ein anhänglicher Hund wird Ihnen, wie jeder gute menschliche Begleiter, in die Augen schauen, um Ihre emotionale Verfassung einzuschätzen und zu verstehen, was Sie denken und fühlen (und natürlich, um herauszufinden, wann der nächste Spaziergang oder das nächste Leckerli ansteht).

Haustiere, insbesondere Hunde und Katzen, können Stress, Ängste und Depressionen ebenso wie Einsamkeit lindern, bessere Bewegungsgewohnheiten fördern, für mehr Spaß sorgen und sogar die kardiovaskuläre Gesundheit verbessern. Die Pflege eines Tieres kann Kindern helfen, sicherer und aktiver zu werden, wenn sie aufwachsen. Haustiere können auch älteren Menschen, die oft mit Einsamkeit konfrontiert sind, wichtige Gesellschaft leisten. Am wichtigsten ist vielleicht, dass ein Haustier Ihnen echte Freude und bedingungslose Liebe bringen kann.

Jedes Haustier kann dabei Ihre Gesundheit verbessern. Es muss also nicht unbedingt ein Hund oder eine Katze sein. Ein Kaninchen könnte ideal sein, wenn Sie allergisch auf andere Tiere reagieren oder nur wenig Platz haben, aber trotzdem einen pelzigen Freund zum Kuscheln haben möchten. Vögel können die soziale Interaktion fördern und Ihren Geist schärfen, wenn Sie ein älterer Erwachsener sind. Schlangen, Eidechsen und andere Reptilien können exotische Gefährten sein. Sogar das Beobachten von Fischen in einem Aquarium kann helfen, Muskelverspannungen abzubauen und den Pulsschlag zu senken.

Studien haben gezeigt:

- Haustierbesitzer sind seltener depressiv als Nicht-Haustierbesitzer.

- Menschen, die Haustiere haben, haben in Stresssituationen einen niedrigeren Blutdruck als Menschen ohne Haustiere. In einer Studie wurde festgestellt, dass bei Menschen mit Borderline-Hypertonie, die Hunde aus einem Tierheim adoptierten, der Blutdruck nach fünf Monaten erheblich sank.

- Das Spielen mit einem Hund, einer Katze oder einem anderen Haustier kann den Serotonin- und Dopaminspiegel erhöhen, was beruhigend und entspannend wirkt.

- Die Triglycerid- und Cholesterinwerte (Indikatoren für Herzkrankheiten) sind bei Haustierbesitzern niedriger als bei Nicht-Haustierbesitzern.

- Patienten, die einen Herzinfarkt erlitten haben und Haustiere haben, leben länger als Patienten, die keine Haustiere haben.

- Haustierbesitzer über 65 Jahre gehen 30 % seltener zum Arzt als gleichaltrige Menschen ohne Haustier.

Einer der Gründe für diese therapeutische Wirkung ist, dass Begleittiere ein grundlegendes menschliches Bedürfnis nach Berührung befriedigen. Selbst hartgesottene Straftäter im Gefängnis können nach dem Umgang mit Hunden langfristige Verhaltensänderungen zeigen, wobei viele von ihnen zum ersten Mal gegenseitige Zuneigung erfahren. Wenn Sie angespannt oder ängstlich sind, kann das Streicheln, Umarmen oder eine andere Berührung eines geliebten Tieres Sie schnell entspannen und beruhigen. Die Gesellschaft von Haustieren kann helfen, Einsamkeit zu lindern, und die meisten Hunde sind ein hervorragender Anreiz, mehr gesunde Bewegung in das Leben zu bringen, was die Stimmung deutlich verbessern und Traurigkeit lindern kann.

Steigerung des Selbstwertgefühls

Studien zufolge haben Kinder, die Haustiere in der Familie haben, ein stärkeres Selbstwertgefühl. Warum das so ist? Wahrscheinlich, weil sie ein vierbeiniges (oder zweibeiniges) Tier haben, das sie lieben und mit dem sie plaudern und spielen können, wenn sonst niemand da ist.

Haustiere können auch das Selbstwertgefühl stärken, indem sie die soziale Isolation mildern. Ablehnung tut weh, aber sie verschwindet, wenn der eigene Hund mit dem Schwanz wedelt. Und Studien belegen, dass Haustiere zu unserem Zugehörigkeitsgefühl beitragen. Laut einer Studie haben Haustierbesitzer ein höheres Selbstwertgefühl, sind gewissenhafter und erholen sich schneller von sozialer Zurückweisung. Kein Wunder also, dass Hunde als die besten Freunde des Menschen gelten.

Stärkung des Immunsystems

Ob Sie es glauben oder nicht, das Streicheln eines Hundes kann sogar ausreichen, um eine lästige Erkältung in Schach zu halten. Diejenigen, die gebeten wurden, Hunde zu streicheln, berichteten über eine Verbesserung ihres allgemeinen Gesundheitszustands, insbesondere ihres Immunsystems (im Gegensatz zu denjenigen, die gebeten wurden, Stofftiere zu streicheln oder gar nichts).

Abbau von Angst, Schmerzen und Depressionen

Tiergestützte Therapie wird mit der Verringerung von Angst, Schmerzen und Traurigkeit bei Patienten in Verbindung gebracht, die an verschiedenen psychischen oder körperlichen Problemen leiden. Patienten, die eine Chemotherapie über sich ergehen lassen müssen, Veteranen, die unter posttraumatischen Belastungsstörungen leiden, und Patienten, die in der Physiotherapie an ihren feinmotorischen Fähigkeiten arbeiten, profitieren von der Tiertherapie. Auch einige akademische Einrichtungen sind darauf aufmerksam geworden. Studenten der Universität Miami können an Haustiertherapiesitzungen teilnehmen, um Heimweh und Verzweiflung zu bewältigen. Während der Zwischen- und Abschlussprüfungen, wenn der Stresspegel besonders hoch ist, stehen Hunde auf Abruf bereit, um den Studenten zu helfen, ihre Sorgen und Ängste zu bewältigen.

Stress abbauen

Ja, wir alle wissen, dass unsere Haustiere uns glücklich machen können, aber Studien legen nahe, dass der Umgang mit Hunden helfen kann, Stress abzubauen. Selbst einfache Aktivitäten wie Apportieren oder Streicheln können die Produktion des Stresshormons Cortisol verringern und die Menge des Wohlfühlhormons Oxytocin im Gehirn erhöhen, das mit emotionaler Bindung verbunden ist.

Das Streicheln eines Tieres kann Menschen und Tieren helfen, sich zu entspannen und den Stresspegel zu senken. Aufgrund der Freisetzung von Oxytocin wird angenommen, dass sich die Herzfrequenz des Tieres verringert und der Blutdruck zusammen mit dem des Menschen sinkt.

Nachgewiesen wurde ferner Verringerung von stressbedingten Parametern wie Adrenalin und Noradrenalin, die Verbesserung der Funktion des Immunsystems, die Verbesserung der Schmerzbewältigung, die Erhöhung der Vertrauenswürdigkeit, die Stärkung des Vertrauens gegenüber anderen, den Abbau von Aggressionen, die Verbesserung des Einfühlungsvermögens und die Verbesserung der Lernfähigkeit.

In vielen Studien werden die Auswirkungen von Haustieren auf das Stressniveau anhand einer kurzen Stresssituation, wie z. B. dem Lösen einer komplexen Rechenaufgabe, untersucht. Eine Studie untersuchte die Auswirkungen des Besitzes von Haustieren auf den Bluthochdruck bei Personen, die einen stressigen Beruf ausüben, und ihre kardiovaskulären Reaktionen auf psychischen Stress (Kopfrechenaufgabe). Die Ergebnisse der Studie zeigen:

- Das erweiterte Lebensumfeld, das Haustiere oft bieten, kommt Menschen mit begrenzten sozialen Unterstützungssystemen wahrscheinlich zugute.

- Haustiere bieten eine nicht wertende soziale Unterstützung, die für die Verringerung stressbedingter psychischer Reaktionen unerlässlich ist.

Eine andere Studie untersuchte die bio-behaviorale Stressreaktion, die den systolischen und diastolischen Blutdruck, die Herzfrequenz, das Speichelcortisol, den SBP, DBP, die Herzfrequenz und das subjektive Angstempfinden sowie Stress bei Therapiehundebesitzern, die mit ihrem eigenen Hund interagieren sowie bei Therapiehundebesitzern, die mit einem fremden Hund interagieren verglichen. Diese Ergebnisse belegen eine positive Wirkung auf Stressreaktionen. Dies könnte auch auf den Umgang mit unvertrauten Therapiehunden zutreffen:

- Während der Intervention berichteten die Therapiehundebesitzer über weniger Angst und Sorgen.

- Die physiologischen Parameter waren in der Gruppe, die noch nie einen Therapiehund gesehen hatte, niedriger.

- Positive Gefühle für Hunde waren mit niedrigeren Werten für selbstberichteten Stress, Speichelcortisol (ein biologischer Stressmarker) und Blutdruck verbunden.

Senkung des Blutdrucks

Bluthochdruck wird häufig als ein Problem missverstanden, mit dem nur ältere Menschen konfrontiert sind, doch in

Wirklichkeit kann jeder davon profitieren, seinen Blutdruck unter Kontrolle zu halten. „Es ist bekannt, dass der einfache Akt des Streichelns eines Tieres den Blutdruck eines Menschen senkt", sagt Alan Beck, Direktor des Zentrums für die Mensch-Tier-Bindung der Purdue-Universität. Wir glauben, dass das bedeutet, dass wir einen Schritt näher dran sind, ein Rezept für Hundekuscheln zu bekommen.

Nach Angaben der *American Heart Association* besteht ein Zusammenhang zwischen dem Kontakt mit einem Haustier (insbesondere Hunden) und einem geringeren Risiko für Herzerkrankungen sowie einer höheren Lebenserwartung. Die vom *National Institute of Health* durchgeführte Überprüfung von Herzstudien an Menschen, die Haustiere haben, ergab, dass Haustierbesitzer niedrigere Cholesterin- und Triglyceridwerte sowie einen niedrigeren Blutdruck aufwiesen – alles Faktoren, die das Risiko eines zukünftigen Herzinfarkts verringern können.

Verbesserte soziale Interaktion

Haustiere können Sie in Ihrem sozialen Leben unterstützen! Das gilt vor allem für Hundebesitzer, denn mit ihren Hunden gehen sie viel spazieren und in den Park. Wenn man einen Hund dabei hat, scheinen die Menschen eher bereit zu sein, zu kommunizieren, und das Thema Hund ist ein guter Eisbrecher für ein Gespräch. Tiere sind ein hervorragendes Mittel, um Kontakte zu knüpfen, und sie können sogar Menschen helfen, die mit sozialer Schüchternheit zu kämpfen haben.

Tiere geben ein Gefühl von Sicherheit und Trost. Vor allem Therapiehunde eignen sich hervorragend als Hilfe für Menschen. Deshalb werden sie häufig in Krankenhäusern oder

Pflegeheimen eingesetzt, um Menschen bei der Bewältigung von Stress und Ängsten zu helfen.

„Hunde sind überall", sagt Dr. Ann Berger, eine Ärztin und Forscherin am *National Institute of Health Clinical Center* in Bethesda, Maryland. „Wenn jemand mit irgendetwas zu kämpfen hat, wissen sie, wie sie da sein und freundlich sein können. Ihre ganze Aufmerksamkeit ist auf die Person gerichtet. Berger arbeitet mit Krebspatienten und Menschen am Ende ihres Lebens. Sie lehrt sie, Achtsamkeit zu praktizieren, um ihnen zu helfen, mit Stress und Unbehagen umzugehen.

„Aufmerksamkeit, Absicht, Mitgefühl und Bewusstsein sind die Eckpfeiler der Achtsamkeit", erklärt Berger. „Tiere bringen all diese Dinge mit. Daran müssen sich die Menschen erst einmal gewöhnen. Das ist etwas, was Tiere von Natur aus tun."

Die Anwesenheit von Hunden ist zwar unbestreitbar beruhigend, aber Tiere können die Menschen auch einer größeren Anzahl von Keimen aussetzen. Eine aktuelle Studie untersucht die Sicherheit von Hunden, die krebskranke Kinder besuchen. Im Rahmen der Studie untersuchen die Wissenschaftler die Hände der Kinder nach dem Besuch des Hundes sorgfältig, um festzustellen, ob schädliche Keime vom Hund übertragen wurden. Die Studie ergab keine erhöhte Keimübertragung für die krebskranken Kinder.

Auch im Klassenzimmer können Hunde hilfreich sein. Einer Studie zufolge können Hunde Kindern mit ADHS dabei helfen, sich besser zu fokussieren. Zwei Gruppen von Kindern mit ADHS wurden von den Forschern in eine 12-wöchige Gruppentherapie aufgenommen. Die erste Gruppe von Kindern verbrachte jede Woche dreißig Minuten damit, einem Therapiehund vorzulesen. Die zweite Gruppe las hundeförmigen Puppen laut vor. Die Kinder, die echten Tieren vorlasen, zeigten bessere soziale Fähigkeiten, mehr Austausch, mehr Zusammenarbeit und mehr freiwilliges Engagement. Sie zeigten ferner weniger Verhaltensprobleme.

Eine andere Studie zeigte, dass Kinder mit Autismus-Spektrum-Störungen im Klassenzimmer ruhiger wurden, wenn sie mit Meerschweinchen interagierten. Nach nur zehn Minuten beaufsichtigtem Gruppenspiel mit Meerschweinchen sank das Angstniveau der Kinder. Darüber hinaus hatten die Kinder bessere soziale Beziehungen und engagierten sich mehr für ihre Altersgenossen. Den Forschern zufolge boten die Tiere bedingungslose Akzeptanz, was sie zu einem beruhigenden Begleiter für die Kinder machte.

Einer aktuellen Studie zufolge half die Pflege von Fischen jungen Diabetikern bei der Kontrolle ihrer Krankheit. Die Forscher ließen eine Gruppe von Kindern mit Typ-1-Diabetes zweimal am Tag einen Fisch füttern und dessen Wasserstand überwachen. Jede Woche musste das Wasser des Aquariums im Rahmen der Pflege gewechselt werden. Gleichzeitig führten die Kinder gemeinsam mit ihren Eltern ein Blutzuckertagebuch. Die Forscher untersuchten, wie oft diese Jugendlichen ihren Blutzuckerspiegel kontrollierten. Die Jugendlichen, die einen Fisch hielten, überprüften ihren Blutzuckerspiegel, der für die Erhaltung ihrer Gesundheit entscheidend ist, strenger als diejenigen, die keinen Fisch zur Pflege erhielten.

Auch wenn Haustiere verschiedene gesundheitliche Vorteile bieten können, sind sie nicht für jeden geeignet. Jüngste Forschungsergebnisse deuten darauf hin, dass der frühe Kontakt mit Haustieren dazu beitragen kann, Allergien und

Asthma bei Kleinkindern zu verhindern. Für Menschen, die auf bestimmte Tiere allergisch reagieren, kann ein Hund im Haus jedoch mehr Schaden als Nutzen bringen.

Gegenseitige Hilfe

Haustiere bringen eine ganze Reihe von Verpflichtungen mit sich. Wenn man ein Haustier hat, muss man sich um es kümmern und es füttern. Die *National Institutes of Health/Mars* finanzieren die Erforschung der Auswirkungen der Interaktion zwischen Mensch und Tier sowohl auf das Tier als auch auf den Menschen.

Es ist wichtig, daran zu denken, dass Tiere genauso wie Menschen Stress und Erschöpfung empfinden können. Kinder müssen lernen, Anzeichen von Sorge bei ihren Haustieren zu erkennen und zu wissen, wann sie sich ihnen nicht nähern sollten. Tierbisse können sehr gefährlich sein, aber sie geschehen selten ohne Vorwarnung. Die Vorbeugung von Hundebissen ist ein Thema, über das Eltern nachdenken sollten, vor allem bei kleinen Kindern, die nicht immer wissen, was sich im Umgang mit einem Hund gehört und was nicht. Es gibt viele Möglichkeiten, die Kindern helfen können, den sicheren Umgang mit Tieren zu erlernen. In der Bibliothek, im Internet, im Tierheim oder in der Zoohandlung vor Ort gibt es wahrscheinlich Material, das in diesem Bereich hilft.

Die Forscher werden sich auch weiterhin mit den vielen gesundheitlichen Vorteilen befassen, die der Besitz eines Haustiers mit sich bringen kann.

Tiere und die psychische Gesundheit Jugendlicher

Junge Menschen, die eine Beziehung zu Tieren aufbauen, können ihre Nervosität, Melancholie und Niedergeschlagenheit abbauen und eine bessere Lebensqualität erreichen. Für Jugendliche, die unter psychischen Problemen leiden, ist die Beziehung zu Tieren häufig wertvoll. Darüber hinaus kann die Verbindung mit einem Tier Jugendlichen mit psychischen Problemen helfen, sich auf schonende Weise mit ihrer aktuellen Situation zu beschäftigen.

Bei *Paradigm Treatment* zum Beispiel hat Gator, der Therapiehund, „eine unvergleichliche Fähigkeit, die Stimmung in der Gruppe zu heben", so Robert Burns, ein Ausbilder des Programms in Point Dume. „An unseren schwierigsten Tagen stürmt Gator durch den Eingang des Studiensaals und findet das Kind, das sich abmüht und am dringendsten Hilfe braucht", sagte Robert. „Er ist vielleicht mein wichtigstes Hilfsmittel bei der Unterstützung der Jugendlichen in schwierigen emotionalen Situationen."

Haustiere können Menschen bei der Bewältigung langwieriger psychischer Probleme helfen, so das *Human-Animal Bond Research Institute* (HABRI), eine gemeinnützige Untersuchungs- und Lehrvereinigung, die Untersuchungen durchführt, um die positiven Auswirkungen von Haustieren auf das Wohlbefinden aufzuzeigen. Die beigefügten Daten, die vom HABRI zur Verfügung gestellt wurden, bieten weitere Einblicke in die Auswirkungen, die Tiere auf das Leben junger Menschen haben können:

Die Rolle von Haustieren bei der Bewältigung der psychischen Gesundheit von Teenagern

Teenager, die ein Haustier besitzen, erlebten ein Gefühl der Ruhe und des therapeutischen Nutzens durch die ständige Anwesenheit und die räumliche Nähe ihrer Haustiere. In einer Studie aus dem Jahr 2016 wurden die Auswirkungen von Haustieren auf Menschen untersucht, die ein langfristiges psychisches Problem haben. Die Studie ergab, dass Haustiere den Menschen helfen, Gewohnheiten anzunehmen, die sich auf Dauer positiv auswirken.

- Haustiere bieten die Möglichkeit, ein Gefühl der Kontrolle zu entwickeln.
- Haustiere vermitteln ein Gefühl von Stabilität und Routine. Im Laufe der Beziehung entwickelt sich die Gewissheit, dass man sich in Zeiten der Not auf das Haustier verlassen kann.
- Haustiere geben Stabilität, indem sie den individuellen Erfahrungen ein Gefühl von Ordnung und Kontinuität verleihen und dem Leben einen Sinn geben.
- Haustiere sind eine gute Ablenkung bei unangenehmen Symptomen wie Stimmenhören, Suizid- bzw. Selbstverletzungsgedanken.

Soziale Unterstützung
Forscher haben auch die Auswirkungen von Begleittieren als soziale Vermittler oder Katalysatoren für die Bildung von Freundschaften oder sozialen Unterstützungsnetzen bei sozial isolierten Personen untersucht.

In einer Studie über die Rolle von Haustieren beim Kennenlernen von Menschen, beim Entstehen von Freundschaften und bei der Bildung von sozialen Unterstützungsnetzen wurde festgestellt, dass Haustierbesitz ein wichtiger Aspekt beim Aufbau gesunder Nachbarschaften ist.

- Die Wahrscheinlichkeit, dass Haustierbesitzer ihre Nachbarn kennen, ist deutlich höher als bei Nicht-Haustierbesitzern.

- Etwa 40 % der Haustierbesitzer gaben an, dass die Menschen, die sie durch ihr Haustier kennengelernt haben, ihnen eine oder mehrere Arten von sozialer Unterstützung (emotional, informativ oder praktisch) geboten haben.

- Viele Tierhalter haben festgestellt, dass ihre Haustiere ihnen geholfen haben, Beziehungen aufzubauen, die ihnen greifbare soziale Unterstützung boten, sowohl praktisch als auch emotional.

Ängste

Viele Studien zur Wirkung von Haustieren und Mensch-Tier-Interaktionen auf Angstzustände beziehen sich auf Patienten im Krankenhaus, die typischerweise stärker zu Angstzuständen neigen.

- Patienten, die zwölf Minuten lang einen Therapiehund zu Besuch hatten, wiesen während und nach der Intervention einen signifikant niedrigeren systolischen Lungenarteriendruck sowie einen niedrigeren pulmonalen Kapillarkeildruck auf, wie eine Studie an Patienten mit Herzinsuffizienz im Krankenhaus ergab.

- Im Vergleich zu den Kontrollgruppen verzeichneten die Patienten, die einen Therapiehund zu Besuch hatten, den stärksten Rückgang der Angstwerte.

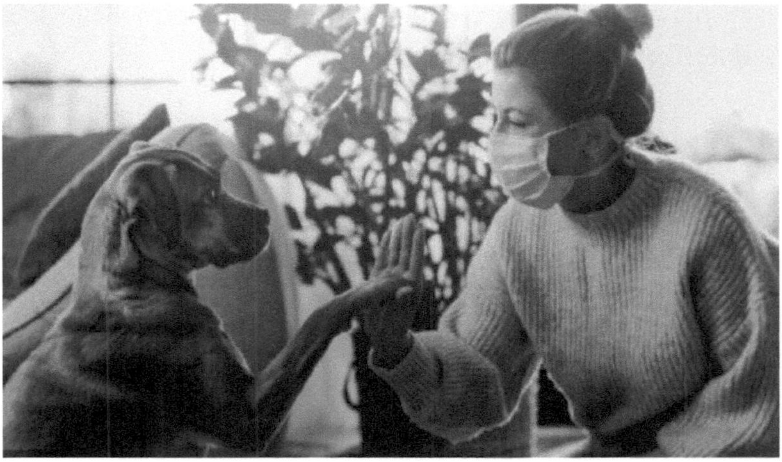

Haustiere schützen vor Ängsten in der Kindheit

Ein Hund als Haustier kann Jugendliche vor Angstgefühlen schützen, wie eine Studie der *Centers for Disease Control and Prevention* zeigt.

Insgesamt nahmen 643 Kinder an der Studie teil. Ein großer Teil von ihnen hatte einen Hund als Haustier. Die Wissenschaftler schätzten den Body-Mass-Index (BMI), das Angstniveau, die Bildschirmzeit und die Aktivität der Kinder. Anschließend stellten sie fest, dass alle Kinder vergleichbare BMI-Werte, Bildschirmzeiten und Aktivitätsniveaus aufwiesen. Dies blieb konstant, unabhängig davon, ob sie einen Hund hatten oder nicht. Ihr Angstniveau war jedoch einzigartig. 21 % der Kinder, die keinen Hund als Haustier hatten, wiesen Anzeichen einer Angststörung auf. Bei den Kindern mit Hund waren es nur zwölf Prozent.

Die Ergebnisse der Forschung sind eindeutig: Haustiere haben einen positiven Einfluss auf Stress und Nervosität bei Jugendlichen. Dementsprechend haben Jugendliche, die mit

Haustieren aufwachsen, eine bessere Chance, fröhliche und stabile Teenager zu werden.

Unsere Haustiere geben uns das Gefühl, gebraucht zu werden

Der Einzelne fühlt sich mehr gebraucht, wenn er sich auf die Verantwortung für ein Haustier konzentrieren kann. Es hat sich gezeigt, dass die Pflege viele Vorteile für das emotionale Wohlbefinden und das Verantwortungsgefühl mit sich bringt, wodurch wir uns wertgeschätzt fühlen. Die Konzentration auf ein anderes Lebewesen gibt uns ein stärkeres Gefühl der Orientierung.

Das gilt übrigens auch in Einzelfällen, in denen das Haustier keine enge Bindung zu seiner Bezugsperson hat. In einem kürzlich erschienenen Bericht über Haustiere und emotionales Wohlbefinden wurden älteren Menschen beispielsweise fünf Grillen in einem Gehege gegeben. Fachleute beobachteten ihren Gemütszustand etwa zwei Monate lang. Außerdem verglichen sie sie mit einer Vergleichsgruppe, die keine Tiere erhielt.

Das Ergebnis der Studie war, dass die Teilnehmer, die Grillen erhielten, nach zwei Monaten weniger entmutigt waren als die Teilnehmer der Vergleichsgruppe. Die Ergebnisse deuten darauf hin, dass die Beschäftigung mit einem lebenden Tier das psychische Wohlbefinden fördert – auch ohne eine tiefe Verbindung zwischen Mensch und Tier. Angesichts dieser Forschungsergebnisse lässt sich feststellen, dass das Engagement für andere – sogar für Grillen – Minderwertigkeitsgefühle mindert.

Haustiere steigern unser Selbstwertgefühl und Wohlbefinden

Psychologen haben vor kurzem an der Miami University und der Saint Louis University drei Studien über die Vorteile der

Tierhaltung durchgeführt. Die Ergebnisse wurden von der American Psychological Association veröffentlicht.

Den Studien zufolge haben Haustierbesitzer in einer Reihe von Kategorien ein höheres Wohlbefinden:

- Verbessertes Selbstwertgefühl
- Bessere körperliche Fitness
- Weniger Gefühle der Einsamkeit
- Gewissenhafter und weniger zerstreut
- Eher extrovertiert
- Weniger ängstlich

In der Hauptstudie wurden 217 Personen zu ihrem Wohlstand, ihrem Charaktertyp und ihrem Beziehungsstil befragt. Außerdem waren Menschen mit Haustieren fröhlicher, zufriedener und reagierten besser auf Veränderungen als diejenigen, die keine Haustiere besitzen.

In der anschließenden Studie wurden 56 Hundebesitzer untersucht. Untersucht wurden die Gefühle der Tierhalter in Bezug auf ihre Haustiere. Außerdem schätzten sie deren Wohlbefinden ein. Eine Gruppe von Personen gab an, dass ihre Hunde ihr Gefühl, dazuzugehören und einen „Platz" zu haben, verstärkten und ihr Selbstvertrauen steigerten. Folglich wiesen diese Mitglieder ein höheres Maß an allgemeinem Wohlbefinden auf als Personen ohne Haustiere.

An der anschließenden Studie nahmen 97 Schüler mit einem Durchschnittsalter von 19 Jahren teil. Anschließend stellten die Wissenschaftler fest, dass Haustiere Teenagern dabei helfen können, sich nach einer Trennung oder einer anderen Zurückweisung besser zu fühlen.

Die Jugendlichen erhielten einige Informationen über Zeiten, in denen sie sich gemieden oder abgelehnt fühlten. Dann wurden sie aufgefordert, eine von drei Aufgaben schriftlich zu lösen: ihr geliebtes Haustier zu beschreiben, über ihren liebsten menschlichen Begleiter zu sprechen oder eine Karte ihres Campus zu zeichnen. Es wurde festgestellt, dass die Beschreibung von Haustieren ähnlich wirkungsvoll war wie das Schreiben über einen vertrauten Gefährten, um Gefühle der Ablehnung oder Zurückweisung zu bekämpfen.

Katzen und Hunde sind gute Beispiele dafür, wie man den Moment leben kann

Haustiere leben immer im Augenblick. Sie machen sich keinen Stress über das, was gestern passiert ist. Außerdem machen sie sich keine Sorgen darüber, was morgen passieren könnte. Daher können Haustiere den Menschen helfen, achtsamer zu sein. Sie können den Menschen dabei helfen, im Moment zu leben und nicht in der Vergangenheit oder Zukunft.

Haustiere können auch dazu beitragen, die Aufmerksamkeit der Teenager von den Dingen abzulenken, die sie stören. Sie dienen im Wesentlichen als angenehme Ablenkung von schwierigen Situationen. Außerdem hilft die Investition von Energie in die Zeit mit einem Haustier den Jugendlichen dabei, sich daran zu erinnern, wie man lebhaft und unbeschwert sein kann - etwas, das in der Pubertät vergessen werden kann.

Haustiere unterstützen die Genesung von psychischen Erkrankungen

Haustiere kommen Menschen zugute, die sich von psychischen Erkrankungen erholen. Eine neue Meta-Untersuchung untersuchte siebzehn wissenschaftliche Arbeiten aus neun klinischen Informationsdatenbanken. Dabei stellten die Fachleute fest, dass der Besitz eines Haustieres für Personen, die mit Problemen des psychischen Wohlbefindens konfrontiert sind, erhebliche Vorteile bringt.

In den Arbeiten wurde festgestellt, dass Katzen, Hunde, Hamster, Finken und sogar Goldfische die psychische Gesundheit von Personen mit entsprechender Vorbelastung beeinflussten. Generell wurde im Rahmen der Studie festgestellt, dass Haustiere den Teilnehmern halfen, mit ihren Gefühlen umzugehen. Außerdem lenkten sie sie von den möglichen Nebenwirkungen ihres Wohlbefindens ab.

So wurden in einer aktuellen Studie der Universität Manchester im Vereinigten Königreich 54 Teilnehmer mit schweren psychischen Störungen wie Depressionen, Schizophrenie, bipolarer Störung oder posttraumatischer Belastungsstörung diagnostiziert. Sechzig Prozent der Teilnehmer zählten das Haustier zu ihren wichtigsten Vertrauenspartnern. Darüber hinaus gab ein großer Teil von ihnen an, dass Haustiere ihnen bei der Bewältigung ihrer Krankheit und des normalen Alltags helfen. Haustiere vermittelten ihnen ein starkes Selbstwertgefühl und bewahrten sie sogar vor Symptomen wie Stimmenhören, selbstzerstörerischen Gedanken oder selbstverletzenden Tendenzen.

Die Konzentration auf ein Haustier gab den Besitzern auch ein Gefühl von Verantwortung und Kontrolle. Es vermittelte ihnen das Gefühl, dass alles in Ordnung und voraussehbar war, was die Angst verringerte. Ein Teilnehmer sagte: „Als ich so entmutigt war, wurde ich ein wenig selbstzerstörerisch. Was mich davon abhielt, die Impulse auszuleben, war die Überlegung, was die Hasen tun würden. Das war das

Wichtigste, woran ich dachte... Ich kann diesen Planeten nicht verlassen, weil die Häschen mich brauchen."

„Haustiere geben eine einzigartige Art von Anerkennung durch uneingeschränkte Zuwendung, die sie von anderen Familienmitgliedern oder sozialen Kontakten häufig nicht erhalten", sagte Dr. Helen Brooks, die leitende Forscherin der Studie. Dr. Creeks und ihre Gruppe fanden heraus, dass der Besitz eines Haustieres hilfreich ist, um emotionales Wohlbefinden zu erreichen. Daher sollte der Umgang mit Tieren, wann immer möglich und angemessen, in die Behandlungspläne der Patienten aufgenommen werden.

Haustiere helfen uns beim Aufbau gesunder Gewohnheiten
Haustiere müssen jeden Tag versorgt werden. Deshalb helfen sie uns dabei, feste Routinen, Zeitpläne und gesunde Gewohnheiten aufzubauen.

Aktivität: Hundebesitzer müssen regelmäßig mit ihren Haustieren spazieren gehen, laufen und wandern. Auf diese Weise erhalten die Besitzer auch die Vorteile der Bewegung. Außerdem ist das tägliche Training wichtig für das geistige und körperliche Wohlbefinden des Hundes und kann dem Tierhalter viele Vorteile bringen.

Zeit in der Natur: Wenn wir mit einem Hund spazierengehen oder auf einem Pferd reiten, sind wir draußen. Daher erfahren wir die zahlreichen Vorteile des emotionalen Wohlbefindens durch die Verbindung mit Tieren und die Freude an der freien Natur, was die psychische Gesundheit erheblich verbessern kann.

Frühes Aufstehen: Hunde und Katzen sind am glücklichsten und gesündesten, wenn ihre Bedürfnisse nach einem festen Zeitplan befriedigt werden. Daher müssen Menschen, die Haustiere besitzen, aufstehen und ihre Bedürfnisse befriedigen – unabhängig vom eigenen Gemütszustand. Haustiere motivieren also dazu, aufzustehen und den Tag früh zu beginnen.

Sich um sich selbst kümmern: Die Pflege eines Hundes, eines Pferdes, einer Katze oder eines anderen Haustieres erinnert uns daran, auch auf uns selbst und unsere Bedürfnisse zu achten. Teenager, die mit ihren Pferden an der pferdegestützten Therapie teilnehmen möchten, müssen zum Beispiel erkennen, wie wichtig es ist, sich nicht nur auf das Wohlbefinden des Tieres, sondern auch auf das eigene zu konzentrieren.

Unsere Haustiere helfen uns dabei, Beziehungen zu knüpfen
Untersuchungen zeigen, dass junge Menschen, die eine enge Bindung zu ihren Hunden haben, schon in jungen Jahren lernen, mit anderen Menschen in Kontakt zu treten. Dies kann später im Leben beim Aufbau von Beziehungen helfen. Da Hunde menschliche Signale schnell wahrnehmen und verstehen, unterstützen sie außerdem die Begeisterung der Kinder. Hunde sind sehr sensibel für die Gedanken und Gefühle ihrer Besitzer.

Kinder, denen der Umgang mit anderen Kindern schwerfällt oder unangenehm ist, können mit Tieren viel einfacher Freundschaften knüpfen In einer Studie wurde das Verhalten von Jugendlichen mit emotionalem Ungleichgewicht in einem Klassenzimmer mit einem Meerschweinchen als Klassentier untersucht. Fachleute beobachteten, dass diese Kinder freundlicher mit ihren Begleitern umgingen als vergleichbare Kinder ohne Haustiere in der Klasse. Die Kinder mit dem Haustier im Klassenzimmer lächelten und lachten auch deutlich häufiger und zeigten weniger Anzeichen von Stress.

Auch die pferdegestützte Therapie nimm im Rahmen der Unterstützung von Jugendlichen beim Aufbau von Beziehungsfähigkeiten eine zentrale Rolle ein. Jugendliche knüpfen durch die pferdegestützte Therapie wichtige und starke Verbindungen zu ihren Pferden. Die Fähigkeiten, die sie in der Verbindung mit ihren Pferden erlernen, können sie in die Lage versetzen, eine engere Beziehung zu geliebten Menschen aufzubauen. Dies ist eine grundlegende Phase der Entwicklung und Genesung.

Mouse

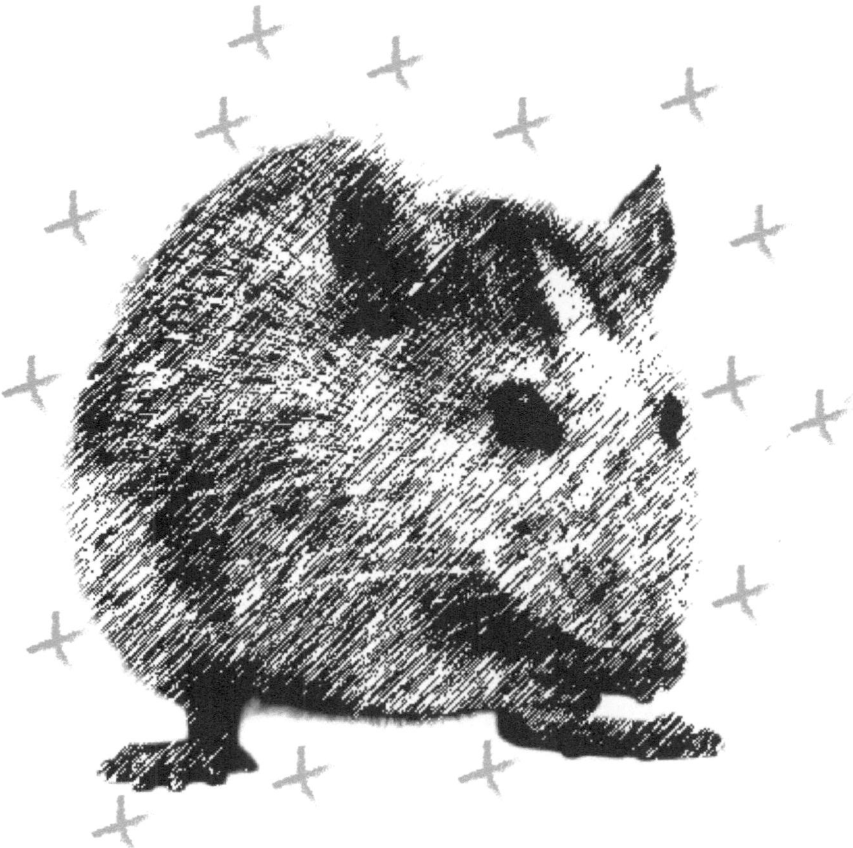

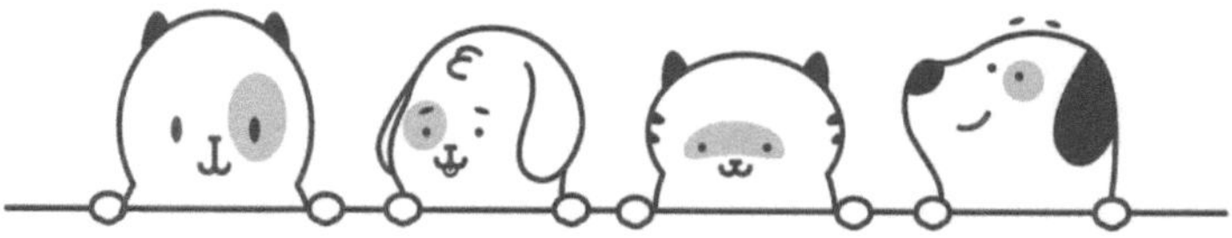

HAUSTIERE BEDEUTEN VERPFLICHTUNGEN

Trotz aller Vorteile, die der Besitz eines Haustieres mit sich bringt, darf man nicht vergessen, dass ein Haustier kein Allheilmittel für physische oder psychische Probleme ist. Der Besitz eines Haustieres ist nur für Menschen wertvoll und beruhigend, die Haustiere lieben und schätzen und über die Zeit und die Mittel verfügen, ein Haustier zu halten. Es ist wichtig, dass Sie Ihr Haustier glücklich und gesund halten. Wenn Sie kein „Tiermensch" sind, wird Ihnen der Besitz eines Haustieres keine gesundheitlichen Vorteile bringen oder Ihr Leben verbessern. Es wird wahrscheinlich eher das Gegenteil bewirken.

Auch wenn Sie Tiere lieben, müssen Sie, bevor Sie den Schritt wagen und sich ein Haustier anschaffen, alles wissen, was mit der Pflege eines Haustieres verbunden ist. Der Besitz eines Haustieres ist eine große Verpflichtung, die ein ganzes Leben lang andauert, bei Hunden vielleicht zehn oder fünfzehn Jahre, bei anderen Haustieren möglicherweise länger. Am Ende dieser Verpflichtung müssen Sie den Schmerz und die Trauer über den Verlust eines geliebten Wesens verarbeiten.

Die Trauer über den Verlust eines Haustieres kann verheerend sein.

Hinzu kommen weitere negative Aspekte, derer Sie sich bewusst sein sollte.

Zusätzliche Ausgaben

Die Kosten für Tierfutter, tierärztliche Versorgung, Lizenzen, Pflegekosten, Spielzeug, Einstreu, Unterbringungsgebühren und andere Unterhaltskosten können sich schnell summieren. Wenn Sie arbeitslos oder älter sind oder nur über ein begrenztes Einkommen verfügen, kann es für Sie schwierig sein, die Kosten für ein Haustier zu tragen.

Zuästzliche Zeit und Aufmerksamkeit

Kommen Sie zu Ihrem Hund nachhause, der den ganzen Tag allein im Haus eingesperrt war, ist das kaum therapeutisch, wie Ihnen jeder Hundebesitzer bestätigen wird. Hunde brauchen täglich Bewegung, um ruhig und ausgeglichen zu bleiben. Die meisten anderen Haustiere brauchen tägliche Pflege und Aufmerksamkeit, manche mehr als andere.

Verringerung der sozialen Aktivitäten

Ein Hund kann nur für eine bestimmte Zeit alleine gelassen werden. Sie können Ihren Hund mitnehmen, um Freunde zu besuchen, Besorgungen zu machen oder vor einem Café zu warten, wenn Sie ihn richtig erziehen, aber Sie können nicht für ein Wochenende wegfahren, ohne vorher eine Betreuung für Ihr Tier zu organisieren. Das macht es schwieriger, spontan zu sein.

Zerstörerische Tendenzen

Jedes Haustier kann – und wird wahrscheinlich – zu Hause gelegentlich einen Unfall haben. Manche Katzen neigen dazu,

Polstermöbel zu zerreißen, während gerne an Schuhen kauen. Zwar kann ein Training dazu beitragen, negatives Verhalten zu unterbinden, doch ist es bei Tieren, die über einen längeren Zeitraum allein gelassen werden und die wenig Bewegung oder Anregung erhalten, weit verbreitet.

Größere Verantwortung

Die meisten Hunde, unabhängig von Größe und Rasse, können Menschen verletzen, wenn ihre Besitzer nicht richtig mit ihnen umgehen. Auch Katzen können kratzen oder beißen. Tierhalter müssen auf potenzielle Gefahren achten, insbesondere in Gegenwart von Kindern.

Bestimmte Gesundheitsrisiken

Zwar können einige Krankheiten von Katzen und Hunden auf ihre menschlichen Besitzer übertragen werden, doch sind Allergien das häufigste Gesundheitsrisiko im Zusammenhang mit der Haltung von Haustieren. Wenn bei Ihnen oder einem Familienmitglied eine Haustierallergie diagnostiziert wurde, sollten Sie vor der Entscheidung für ein Haustier sorgfältig prüfen, ob Sie mit den Symptomen leben können. Bedenken Sie auch, dass bestimmte Freunde oder Verwandte, die Allergien haben, Sie möglicherweise nicht besuchen können, wenn Sie ein Haustier haben. Viele Haustiere werden zurückgegeben, weil ihre Besitzer erkannt haben, dass sie mit ihren Allergien oder denen ihrer Familie und Freunde nicht zurechtkommen.

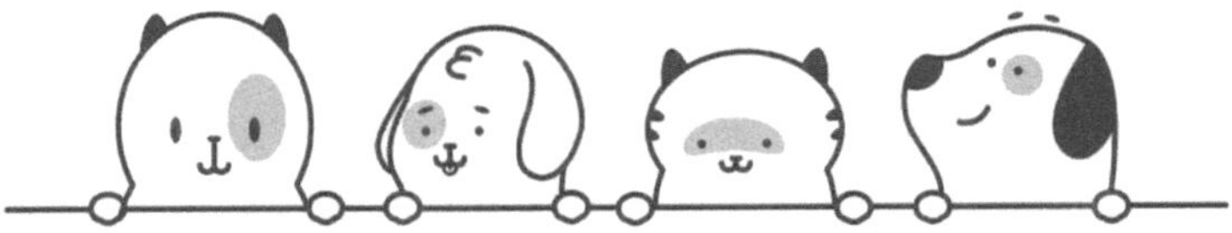

GESCHICHTEN AUS DEM WAHREN LEBEN ÜBER DIE HEILKRAFT VON TIEREN

Um zu verdeutlichen, dass Tiere die Macht haben, unser Leben zum Besseren zu verändern, habe ich eine Reihe von kurzen Geschichten zusammengestellt. Jede dieser Geschichten zeigt die kraftvolle, lebensverändernde Verbindung, die zwischen Menschen und Tieren entstehen kann.

HEILUNG DURCH PFERDE

Christine und ihre Pferde
Diese Geschichte betrifft mich persönlich, denn sie handelt von meiner Schwester Christine, die verheiratet ist, mit zwei reizenden Kindern in Italien lebt und eine leidenschaftliche Pferdeliebhaberin ist. Und, ja, sie hat ihre ganze Familie ebenfalls zu Pferdefans gemacht.

Sie spielt POLO CROSS auf professionellem Niveau in Italien und besitzt sechs oder sieben Pferde. Während ihr Mann der Hauptverdiener ist, arbeiten sie beide, um die Pferde zu ernähren – zusätzlich zu ihrer Familie.

Meine Schwester wurde in schwierige Verhältnisse. Meine Mutter war schwanger, als sie sich scheiden ließ. Ja, es war das Kind ihres Ex-Mannes, aber er hat sich geweigert, sie auch nur ein einziges Mal in seinem Leben zu sehen. Was könnte man mehr tun, um einem jungen Leben zu schaden?

Während der ersten Lebensmonate meiner Schwester begann meine Mutter zu arbeiten. Sie musste für den Unterhalt unserer Familie sorgen, während ich mich nach der Schule um Christine kümmerte. Ich war erst dreizehn. Es war meine Aufgabe, das Baby zu wickeln und die Geschwister zu füttern. Die Situation war alles andere als ideal für einen Jungen, der wusste, dass seine Freunde und seine Schularbeiten auf ihn warteten.

Als sie ein Jahr alt war, kam sie zu unseren Großeltern. Meine Mutter wurde aufgrund psychischer Probleme für unfähig erklärt, das Sorgerecht für kleine Kinder zu übernehmen. Außerdem heiratete meine Mutter wieder, begann eine Karriere und lebte mit ihrem neuen Mann zusammen, der nicht darauf erpicht war, das Gesamtpaket einer Frau mit vier Kindern zu heiraten.

Christine wuchs also bei ihren alternden Großeltern auf, bis sie sieben Jahre alt war, und kam dann in ein katholisches Internat, das von Nonnen geleitet wurde. Niemand, auch ich nicht, hatte in diesen Jahren viel Kontakt zu ihr. Ihre Geschwister sahen sie nur selten, und nur an den Wochenenden kam ihre Mutter gelegentlich, um sie abzuholen. Als meine Schwester etwa zehn Jahre alt war, gelang es meiner Mutter, sich so weit zu erholen, dass das Gericht ihr erlaubte, sich um ihre jüngste Tochter zu kümmern. Doch das Verhältnis zu ihr und zu ihrem Stiefvater war schwierig.

So ging es mehrere Jahre lang weiter.

Als sie achtzehn Jahre alt war, beendete sie die Schule und nahm Kontakt zu ihrem älteren Bruder auf – zu mir. Wir fanden zueinander. Doch auch ich hatte mit verschiedenen Hindernissen zu kämpfen und konnte dieser leidenden, einsamen kleinen Schwester, die so voller Hoffnungen und Träume war, keine wirkliche Hilfe oder Liebe entgegenbringen. Ich kannte sie kaum.

Sie lebte ein paar Monate in meiner Wohnung in München und arbeitete in meiner Werbeagentur, bis sie mit ihrem italienischen Freund zusammenzog. Sie war enttäuscht von meinem merkwürdigen Verhalten und meiner Unfähigkeit, Liebe oder Anteilnahme zu zeigen.

In Mailand angekommen, machte Christine Karriere und heiratete ihren Freund. In Italien heiratete man jedoch nicht nur einen Bräutigam. Man heiratet die ganze Familie. So ging die Ehe nach einigen Familienproblemen in die Brüche und endete nach drei unglücklichen Jahren. Glücklicherweise waren keine Kinder involviert.

Um sich von ihrer Jugend und dem Schmerz der Vergangenheit zu distanzieren, weigerte sich Christine, Deutsch, ihre Muttersprache, zu sprechen. Sie wollte heilen. Italien wurde ihre neue Heimat und ihr neues Leben, sodass sie sich an die italienische Lebensweise anpasste – auch an die Sprache. Dort lernte sie auch ihren zweiten Ehemann kennen. Er kam aus dem medizinischen Bereich und bot Christine Stabilität und eine solide Grundlage, die es ihr ermöglichte, ihr Leben weiterzuführen und neu aufzubauen.

Aus ihrer zweiten Ehe gingen zwei wunderbare Kinder hervor. Da sie jedoch immer noch unter den Traumata ihrer Vergangenheit litt, brachte sie ihren Kindern nie Deutsch bei. Aufgrund dieser Entscheidung konnten sich die Kinder mit ihren österreichischen Verwandten nur auf Englisch verständigen, das ihre Großmutter nicht beherrschte. Das führte zu großen Schwierigkeiten bei der Aufrechterhaltung enger Familienbeziehungen.

Im Laufe der Zeit entdeckte Christine ihre große Leidenschaft für Pferde. Pferde wurden für sie alles. Sie waren ihre ganze Liebe und Leidenschaft. Besonders, als ihr Mann eine internationale Karriere begann, die oft wochenlange Geschäftsreisen erforderte. Pferde wurden ihr Zufluchtsort vor dem Sturm.

Aus einem Pferd wurden zwei Pferde, dann drei, vier, fünf, sechs und sieben, bis sie ihr gesamtes Geld in Pferde investiert hatten. Dennoch würde Christine sagen, dass es das alles wert war. Als sie mehr und mehr Zeit mit den Pferden verbrachte, setzte der Heilungsprozess ein und langsam erholte sie sich von vielen ihrer vergangenen Traumata. Sie gewann an Stärke und konnte mit ihrer kaputten Vergangenheit abschließen. Endlich fühlte sie sich in der Lage, mit mir – ihrem älteren Bruder – nach vielen Jahren wieder Kontakt aufzunehmen. Sie konnte sogar ihre alternde Mutter besuchen, ohne von den vielen Tragödien ihrer Vergangenheit eingeholt zu werden.

Ihre Seele wurde von einer Vergangenheit voller Herzschmerz und Trauma geheilt. Sie schreibt den Großteil dieser Heilung der Zeit zu, die sie mit ihren Pferden verbracht hat. Pferde können das Herz und die Seele heilen und es den Menschen ermöglichen, ihre tragische Geschichte und tiefen Verletzungen zu überwinden.

HEILUNG DURCH HUNDE

Leonora und Jack

Leonora hat Jack seit September 2004. Damals war er noch ein Welpe, gerade einmal zwei Monate alt.

„Nachdem ich im Januar 2014 meine Mutter verloren hatte, gab es Tage, an denen das Aufstehen undenkbar und, wie ich zu sagen wage, belanglos erschien – aber Jack ließ das nicht zu“, sagte sie. „Er ist auf meinen Lebensgefährten und mich angewiesen, wenn es um Spaziergänge, sein Futter, neues Wasser und darum geht, dass wir mit ihm spielen.“

Da er seit vielen Jahren sehbehindert ist, ist er bei der Pflege außerdem auf mehr Rücksichtnahme und Hingabe angewiesen als andere Hunde. In der Regel führen Leonora und ihr Partner Jack durch das Haus. Die meiste Zeit kommt er gut alleine zurecht. Gelegentlich verliert er jedoch die Orientierung und bleibt in der Ecke eines Raums in ihrem Haus stehen. Wenn das passiert, muss er umgelenkt werden. Außerdem kann er nicht einfach nach draußen gelassen werden, um sein Geschäft zu verrichten, sodass sie ihn regelmäßig auf mehrere Spaziergänge mitnehmen müssen, um seine körperlichen Bedürfnisse zu befriedigen.

Leonora erzählte, dass Jack auf sie angewiesen sei wie Blinde auf Blindenhunde. Leonora konzentrierte sich nicht nur jeden Tag auf ihn, sondern verließ sich auch auf ihre Nähe zu Jack, um sich an den zahlreichen unruhigen Abenden des Trauerprozesses zu trösten. Wenn sie sich verzweifelt fühlte und nicht schlafen konnte, legte sich Leonora zu Jack auf den Boden, nachdem ihre bessere Hälfte eingeschlafen war. Sie legte ihren Kopf dicht an seinen, las einen Liebesroman, streichelte sein Fell und ließ sich vom gleichmäßigen Rhythmus seines Atems beruhigen. „In den ersten Monaten haben wir sehr viel gekuschelt", erinnert sie sich. „Wir blieben einfach da, bis ich so erschöpft war, dass ich noch einmal ins Bett schlüpfte und schließlich einschlief."

Traurigkeit kann abstumpfend und trostlos sein. Eine der unkomplizierten Freuden ist Jack. Er wird munter, wenn seine Menschen nach einem Arbeitstag durch den Eingangsbereich spazieren. Er wedelt mit dem Schwanz als Zeichen der Anerkennung, wenn sie ihn füttern. Er begrüßt die beiden bei jeder Gelegenheit im Eingangsbereich, wenn sie nach Hause kommen. Im Alter von zwölf Jahren ist er deutlich ruhiger geworden, aber seine Freude ist immer noch spürbar.

„Er liegt mit seinem Kopf in meinem Schoß, während ich Musik mache oder lese. Ich merke, dass er mich einfach sehr liebt", teilte mir Leonora mit. So hilft es einem, wenn man einem Hund als Gegenleistung eine grundlegende Beruhigung bietet. „Es gab ein paar Abende, an denen ich direkt in sein Fell geheult habe, das ich sehr schwammig fand", scherzte sie. „Es ist unterhaltsam, dass ich einen Ehepartner, viele wichtige Aufgaben und eine Familie habe, die mich braucht", erklärte sie. „Doch in manchen Fällen war es vor allem mein Hund Jack, der mir half, langsam aber sicher voranzukommen."

Leonora ist mit der Hilfe ihrer Lieben aufgeblüht. Menschliche Fürsorge und Unterstützung sind jedoch nicht immer nötig. Um Mitleid, Traurigkeit, Anspannung, Einsamkeit oder anderes Elend wirksam zu bewältigen, braucht man mehr als das, was die Menschen als Trost anbieten können. Manchmal ist Reden *nicht* das, was wir brauchen. „Manchmal", so Leonora, „lässt Jack mich genau so schwingen, wie ich es will, ohne das Gefühl zu haben, andere Ideen präsentieren oder die Probleme lösen zu müssen, die sofort auftauchen - und das ist ein wahres Geschenk."

„Ich bin Jack dankbar, denn er hat mir in den letzten Jahren immer wieder sehr geholfen", schloss Leonora.

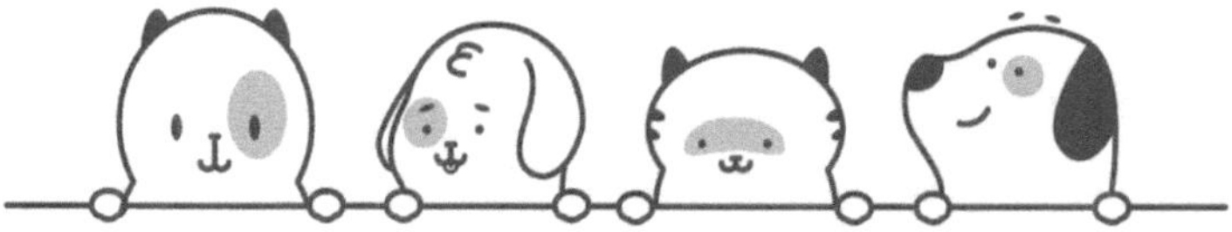

HEILUNG DURCH KATZEN

Carlton, Dakota und Lily – Katzen für „Keine-Katzen"-Personen

„Darf ich vorstellen: Lily. Sie kam zum perfekten Zeitpunkt in mein Leben – nachdem ich mein eigenes Unglück erlebt und die Unzulänglichkeiten in meiner Familiengeschichte aufgarbeitet hatte. Aber unsere Familiengeschichte ist weder das eine noch das andere – ich würde Lily für nichts in meinem Leben eintauschen wollen, und das habe ich dem *Cat's Cradle Shelter* zu verdanken.

Von Anfang an war ich nie ein Katzenliebhaber. Es ist nicht so, dass ich keine Katzen *mochte*. Ich hatte nur nie darüber nachgedacht, sie zu haben. Ich bin mit Hunden aufgewachsen und akzeptierte daher die Vorstellung, dass ich aus Tradition einen Hund bekommen würde. Das soll wiederum nicht heißen, dass ich Katzen verachtete. Ich liebte so ziemlich alle Tiere, aber für mich waren Katzen einfach nur Katzen. Ich war auf der Suche nach einem treuen, loyalen Haustier, das mit mir zusammen sein wollte. Das entsprach nicht dem allgemein akzeptierten Katzenklischee.

Das änderte sich jedoch, als ich 2010 meine bessere Hälfte kennenlernte, die Katzen bevorzugte. Wenn sie ein Haustier haben wollte, wusste ich, dass es eine Katze sein würde. Ihr war bewusst, dass sie die meiste Arbeit übernehmen würde, wenn wir uns einen Hund zulegen würden. Sie würde zum Beispiel die Spaziergänge bei jedem Wetter, die Toilettengänge, das Saubermachen und die allgemeine Pflege übernehmen, während ich mich um die angenehmen Dinge wie Streicheln, Spielen und Kuscheln kümmern würde. (Das wäre auf jeden Fall passiert, das kann ich zugeben.)

Erst als ich eine obdachlose Katze in der Nähe unseres Hauses beobachtete, beschloss ich, mich mit einer Katze zufrieden zu geben. Als erstes fiel mir auf, welch wundervolles Gemüt dieses Tier zu haben schien, was mich überrascht. Vorher hatte ich immer das Gefühl, dass Katzen bedrohlich, böse und unnahbar sind. In meiner Situation als mittelloser Haustierbesitzer brauchte ich ein Haustier, das mich im Grunde unabhängig von meiner Lebenssituation anhimmeln würde. Von einer Katze habe ich nicht erwartet, dass sie diese Aufgabe gut erfüllt! Doch dieser Kater war ganz und gar nicht so. Er kam sofort auf mich zu und ließ sich von mir streicheln und auf den Arm nehmen. Es war, als ob er es wirklich *brauchte, dass* ich ihn streichelte – und ich musste ihn streicheln. Es half ihm ein wenig, dass er aussah, als wäre er halb verhungert! Ich nahm ihn an diesem Tag auf.

Ein paar Tage und einen Tierarztbesuch später stellte ich fest, dass er keinen Besitzer hatte. Wir entschieden uns, ihn zu behalten, obwohl er von einem schrecklichen Fall von Ohrenkrankheit und Würmern geplagt war. Wir behandelten seine gesundheitlichen Probleme und nannten ihn Carlton. Er war vermutlich der allererste Schritt auf dem Weg zu einer „Katzenfrau“. Er zeigte mir, dass meine Verallgemeinerungen über Katzen alles andere als zutreffend waren. Er ist warmherzig, liebenswert und liebt mich bedingungslos. Ein paar Jahre, nachdem ich Carlton nach Hause gebracht hatte, und nachdem ich herausgefunden hatte, dass er Hunde absolut hasst (was im Großen und Ganzen eine andere Geschichte ist), begann ich, mich nach einer weiteren Katze umzusehen, um Carlton Gesellschaft zu leisten. Und so kam Dakota in unser Leben.

Dakota war eine andere Art von „Rettung". Die Cousine meiner Lebensgefährtin beobachtete ein junges Kätzchen, das in einer Hecke vor ihrem Wohnhaus ein- und ausging. Da sie in ihrem Loft keine Haustiere halten durfte, rief sie uns an, um zu fragen, ob wir Interesse hätten, sie aufzunehmen. Dakota war klein und liebenswert. Ich konnte nicht nein sagen! Alles deutete darauf hin, dass ihre Mutter ihn verlassen hatte oder dass ihr etwas zugestoßen war. Wir nahmen sie wieder mit und fuhren zum Tierarzt, der ihr Alter auf drei Wochen bis etwa einen Monat schätzte.

Wir waren sofort hoffnungslos in Dakota verliebt, auch wenn sie nicht ganz so aussah wie Carlton. Carlton ähnelte einem älteren Menschen. Er genießt es, mit seiner Mutter zu kuscheln, zu essen, sich auszuruhen, und das ist auch schon alles. Dakota hingegen war begeistert von der Möglichkeit, zu spielen, gefrorenen Joghurt zu essen und aus unserem riesigen Panoramafenster mit Blick auf den Kirschblütenbaum zu schauen. Nachdem sie sich an uns gewöhnt hatte und wenn sie ruhig war, machte sie es sich auf meinem Kissen mit Carlton oder unter unserem Bett bequem. Eine ganze Weile lang war sie ein wichtiger Teil unserer Familie.

Anfang Januar 2014 wachten wir auf, weil Dakota an der Tür zur Toilette kratzte. Sie spielte regelmäßig mit den

Schnüren meines Bademantels, was dazu führte, dass sie den Eingang versehentlich selbst schloss, woraufhin sie einen Alarm auslöste, um uns zu warnen. Wir standen auf, um sie hinauszulassen, wie wir es schon so oft getan hatten. Doch dieses Mal war etwas anders. Irgendetwas stimmte nicht. Wir sahen zu, wie sie in unser Zimmer ging, wo sie ein lautes Gemurmel von sich gab, dann umkippte und direkt auf dem Fußboden unseres Schlafzimmers starb. Wir waren geschockt, litten sehr unter diesem unerwarteten Schlag und waren von einer großen Traurigkeit übermannt. Ich erinnere mich nur noch daran, dass ich so heftig geweint habe, als hätte ich einen Schlag auf den Kopf bekommen.

Dakotas Tod hat uns alle betroffen gemacht, insbesondere Carlton. Nach ihrem Tod ging ich in unser Zimmer und sah, wie Carlton auf dem Boden saß und auf die Stelle starrte, an der Dakota kurz zuvor gestorben war. Häufig jaulte Carlton, während er auf der Suche nach Dakota durch das Haus irrte. Er saß auf meinem Schoß, während ich weinte, und hielt Dakotas Halsband mit der geballten Faust fest.

Als die Zeit verging und sich unser Zustand etwas zu bessern begann, sagte ich meiner besseren Hälfte, dass es an der Zeit sei, eine weitere Katze in unser Leben aufzunehmen. Mir wurde klar, dass wir am liebsten ein scheinbar unerwünschtes Tier aufnehmen würden, um ihm ein Zuhause und ein besseres Leben zu geben. Ich schaute im Internet nach und besuchte die Tierheime, um zu sehen, ob eines der Tiere, die ich sah, zu uns passte. Während dieser Zeit telefonierte ich mit einer Freundin, einer anderen „Katzenfrau", die uns als Referenz für Adoptionsanträge für Tiere diente. Sie erwähnte das Tierheim *Cat's Cradle Shelter*. Ich hatte vorher nichts davon gewusst. Aber ich war interessiert. Ich füllte den Online-Adoptionsantrag aus, und wir machten uns auf den Weg, um uns vor Ort zu informieren.

Als ich bei *Cat's Cradle* ankam, fiel mir als Erstes auf, dass die Katzen nicht eingesperrt waren! Aus Gründen der Bequemlichkeit und Sicherheit halten die meisten Katzenheime, Auffangstationen und Tierheime ihre Tiere in unterschiedlichem Maße in engen Räumen – von kleinen Zimmern bis hin zu Käfigen. Wenn Sie dann ein Tier finden, das Sie interessiert, können Sie in einen Raum gehen und mit ihm „spielen", um zu sehen, ob es zu Ihnen passt. In dieser Situation ist es jedoch wirklich entmutigend, die Katzen auf engem Raum zu sehen, auch wenn sie den Eindruck erwecken, dass man sich gut um sie kümmert. Es ist nicht einfach zu verstehen, wie es den einzelnen Katzen geht, wenn sie in Käfigen gehalten werden. *Cat's Cradle* hat dieses Konzept jedoch komplett geändert. Die Katzen werden in Räumen gehalten, in denen man sie besuchen kann, während sie ungehemmt umherwandern. Es gibt Räume voller umherstreifender Katzen, die frei sind, sie selbst zu sein und mit potenziellen Adoptiveltern in Kontakt zu treten. Es ist im Grunde die Fantasie einer Katzenfrau!

Ich war auf der Suche nach der „richtigen" Katze, und ich wusste, dass ich sie erkennen würde, wenn ich ihr begegnete – das hoffte ich zumindest. Ich begann meine Suche im größten Raum des Hauses. Als ich mich umschaute, die vorbeigehenden Katzen streichelte und sie zu mir rief, kam eine kleine orangefarbene Katze direkt auf mich zugelaufen. Eine freiwillige Helferin teilte mir mit, dass sie Bambi hieß und zu einem Wurf von Katzen gehörte, die hinter einem örtlichen Walgreens gefunden worden waren. Sie stand immer noch in meiner Nähe und schaute mich neugierig an, also nahm ich sie auf den Arm. Zu meiner großen Freude schmiegte sie sich sofort mit ihrem kleinen Gesicht an meine Schulter und schnurrte. Mein Herz schmolz!

Schließlich löste ich mich von Bambi, um mir die anderen Räume von *Cat's Cradle* anzusehen. Während wir von einem Raum zum anderen schlenderten, spielten und verschiedene Katzen streichelten, kehrten meine Gedanken immer wieder zu Bambi zurück. Nachdem ich die gesamte Rettungsstation durchwandert hatte, hatte ich keinerlei Zweifel mehr. Es war Bambi. Wir brauchten sie. Wir kehrten zurück, um sie am nächsten Tag offiziell zu adoptieren. Die erste Eigenschaft, die wir über Bambi erfuhren, war... Oh Mann, wie sie Autofahrten hasst!

Carltons Interesse an Bambis Ankunft kann man nur als „besessen" bezeichnen. Er musste dort sein, wo sie war. Er folgte ihr von einem Raum zum anderen. Da sie mit dieser größeren Katze nicht vertraut war, flüchtete sie voller Angst. Doch Carlton ließ sich nicht beirren und gab nicht auf, egal wie oft sie ihm mit ihrer Pfote auf die Nase schlug. Seine Hartnäckigkeit zahlte sich aus, und sie wurden nach einiger Zeit die besten Freunde. In der ersten Nacht in ihrem neuen Zuhause machte es sich Bambi gemütlich, indem sie sich direkt auf dem Gesicht ihrer Mutter niederließ. Da ich nicht unhöflich sein wollte, ließ ich sie genau dort bleiben. Außerdem war es so niedlich, dass ich nicht anders konnte, als sie dort zu lassen! Wir änderten ihren Namen in Lily und haben nie zurückgeblickt.

Cat's Cradle ist wirklich erstaunlich. In dem Moment, in dem ich das Haus betrat, wurde mir klar, dass ich hier mein neues Haustier finden würde. Die Liebe und Sorgfalt, die den

Katzen entgegengebracht wird, ist sofort spürbar. Ich wurde sogar Zeuge, wie an diesem Tag mehrere Katzen adoptiert wurden! Haustiere brauchen, ähnlich wie Menschen, Liebe und Vertrauen, damit ihre wahre Persönlichkeit zum Vorschein kommt. Es war liebenswert zu sehen, wie diese großartigen Mitarbeiter, Freiwilligen und Adoptanten ihre Wirkung entfalten. Der Ausflug, der dazu führte, dass wir unsere Lily fanden, begann zwar mit einem kolossalen Unglück, aber es muss wohl so gewollt gewesen sein, denn sie war es, die uns wirklich half, unsere Herzen zu heilen.

Alle obdachlosen Haustiere, ob in Tierheimen oder auf der Straße, verdienen es, Teil einer Familie zu werden, die ihnen ein dauerhaftes Zuhause bietet – nicht nur zum Wohl der Tiere, sondern auch der Menschen, die sie brauchen. Es gibt so viele heimatlose Haustiere, dass ich keine Gelegenheit auslasse, über *Cat's Cradle* zu berichten, denn die Organisation leistet fantastische Arbeit, um diesen Tieren ein Zuhause zu geben und sie in der Zwischenzeit zu versorgen."

Wie Sie aus den Geschichten in diesem Abschnitt ersehen können, gibt es unzählige Möglichkeiten, wie Tiere Verbindungen schaffen und Menschen Freude, Erleichterung und Trost spenden können. Die Suche nach dem perfekten Begleiter könnte nicht einfacher sein, denn es gibt Hunderttausende von Haustieren in Tierheimen und Rettungsstationen. Eine Adoption bietet so viele Vorteile – sowohl für Sie als auch für Ihren pelzigen Freund.

Fish

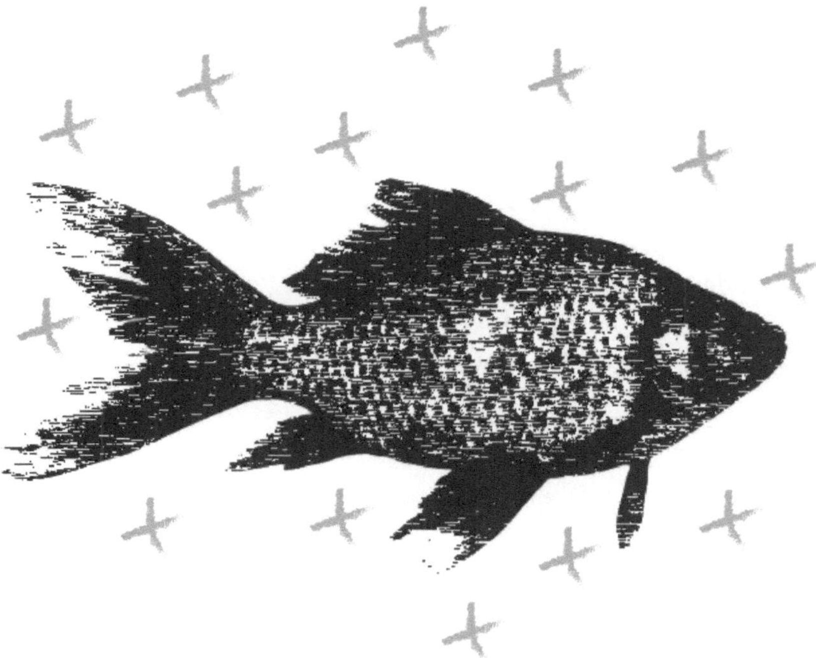

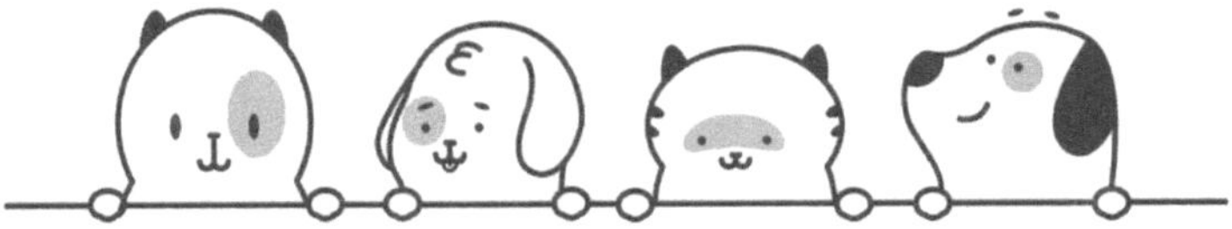

ANDERE HILFEN DURCH HAUSTIERE

Die heutigen Arbeits- und Nutztiere

Die Bindung zwischen Mensch und Tier besteht nicht nur zwischen gewöhnlichen Haustieren und ihren Besitzern, sondern kann auch in einer Reihe anderer Situationen beobachtet werden. Insbesondere Arbeitstiere sind für ihre Verbundenheit mit ihren menschlichen Betreuern bekannt. Tiere zur emotionalen Unterstützung, Service-, Behandlungs- und Therapietiere spenden Trost, bieten Sicherheit und erledigen alltägliche Aufgaben, um ihren Besitzern zu helfen, ihr Leben unabhängiger zu gestalten. Tiere können ein wichtiger Teil des Genesungssystems für Menschen sein, die körperliche und geistige Verletzungen erlitten haben, einschließlich Veteranen, die im Krieg gedient haben.

Doch Tiere können können dem Menschen auch in anderen Lebensbereichen behilflich sein. So ist etwa bekannt, dass Rancher Pfaue halten, um auf ihr Eigentum und ihre Haustiere aufzupassen. Die Strafverfolgungsbehörden verlassen sich auf Hunde, um Verdächtige aufzuspüren oder Bomben und Drogen aufzuspüren. Die Kampfdelfine der US-Marine erkennen untergetauchte Minen und die Anwesenheit von feindlichen

Schwimmern oder Tauchbooten. Gleichzeitig haben die Marines Esel in eine Reihe ihrer Missionen einbezogen, indem sie sie mit dem Transport von Waffen, Munition und anderen Vorräten durch unwegsames Gelände beauftragt haben.

Viehzüchter, Landwirte, Aufseher und Tierärzte pflegen eine besondere Beziehung zu den ihnen anvertrauten Haustieren. Diese Bindung unterscheidet sich zwar von der des typischen Haustierbesitzers, ist aber ähnlich solide und an menschliches Mitgefühl gebunden. Die Pflege der Tiere gibt ihnen ein Gefühl der Zufriedenheit.

Die Bindung zwischen Mensch und Tier in der Zukunft

Da sich die Verbindung zwischen Mensch und Tier im Laufe der Zeit weiterentwickelt hat, können wir uns gut vorstellen, dass sie sich weiterhin entwickeln und neue Verbindungen zwischen Menschen und verschiedenen Tieren schaffen wird. Die medizinischen Vorteile der Ausbildung von Servicetieren und der Zusammenarbeit mit verschiedenen Arten von Arbeitstieren sind bereits gut dokumentiert und haben erhebliche Auswirkungen auf die Existenz vieler Menschen.

In dem Maße, wie diese Bindung weiter wächst und sich festigt, werden wir Menschen uns wahrscheinlich auf neue Bereiche des Wohlbefindens konzentrieren, bei deren Bewältigung uns Tiere helfen können. Wir werden lernen, uns in neuer Weise auf Tiere zu verlassen. Wir können nur vermuten, dass neue Forschungen und Konventionen die Beziehungen zwischen Mensch und Tier verändern werden, je tiefer Tierärzte und Wissenschaftler in den Bereich der Mensch-Tier-Beziehung vordringen und je mehr sich die sich ständig verändernde Agrarindustrie verändert.

Dies wird besonders deutlich, wenn man es im Kontext von *One Health* betrachtet, einer Idee, die besagt, dass das Wohlergehen von Menschen, Tieren, Ökosystemen und Klima für immer und untrennbar miteinander verbunden sind. Während sich ein Großteil der bisherigen Diskussionen und Impulse im Zusammenhang mit dem One-Health-Gedanken auf zoonotische Infektionen und Krankheitsübertragungen konzentriert, geht es um weit mehr als das. Es lassen sich noch viele weitere Verbindungen zwischen den Säulen der Gesundheit herstellen, z. B. die Verbindung zwischen Menschen und unseren Haustieren – und deren entscheidende Rolle bei der Gewährleistung unseres körperlichen, geistigen und kulturellen Wohlbefindens. Es liegt auf der Hand, dass die Gesundheit der Menschen mehr und mehr mit der Anwesenheit und dem Wohlbefinden ihrer Haustiere in Verbindung gebracht wird. Da die Forscher weiterhin Informationen über die medizinischen Vorteile der Bindung zwischen Mensch und Tier sammeln, können wir nur annehmen, dass sich diese Bindung weiter entwickeln wird.

HAUSTIERE UND SPIRITUALITÄT

Begleittiere. Wir entscheiden uns manchmal dafür, sie in unser Leben zu holen. Gelegentlich kommen sie herein und gehen nie wieder weg. Sie nehmen unser Leben schnell in einer Weise in Beschlag, die für jemanden, der noch nie ein Haustier hatte, schwer zu verstehen sein mag. Wir können es sicherlich nicht in Worte fassen.

Begleittiere, definiert als „die Tiere, die wir in unser Heim, unser Leben und unser Herz einladen", haben im städtischen Leben oft keinen praktischen oder wirtschaftlichen Zweck und können sogar eine finanzielle Belastung für ihre menschlichen Betreuer darstellen. Trotzdem leben in 62 % aller australischen Haushalte Haustiere, und es gibt in Australien mehr Haustiere als Menschen. Warum also gehen so viele Menschen eine so tiefe und dauerhafte Bindung mit ihren tierischen Begleitern ein?

Seit Jahrzehnten belegen Studien – wie die vorhergehenden Kapitel zeigen – immer wieder die körperlichen, emotionalen und sozialen Vorteile, die manche Menschen aus dem Zusammenleben mit einem Haustier und dessen Pflege ziehen. Die körperlichen Vorteile von Hunden und die Notwendigkeit, mit ihnen spazieren zu gehen (unabhängig vom Wetter), liegen auf der Hand. Aber was ist mit dem Rest? Das Aufwischen schmutziger Pfotenabdrücke, das Wechseln der Katzentoilette oder der Einstreu, das Auffegen unzähliger Staubkugeln, die mit Katzen- oder Hundehaaren, Federn oder Samenschalen verklumpt sind, oder das Reagieren auf das dringende Bedürfnis des Tieres, zu fressen oder auf die Toilette zu gehen. Immer wieder werden Sie aktiv werden müssen – auch wenn eigentlich endlich Feierabend ist. Trotz der zusätzlichen Belastung, die sie für unsere Haushalte darstellen können, lieben wir unsere Haustiere, weil sie unser Leben mit einer überwältigenden Menge an Gutem bereichern.

Die psychischen Vorteile liegen auf der Hand. Tiere sind selbstlos in ihrer Liebe. Ein sanftes Kopfstoßen, ein Schwanzwedeln, ein Schnurren oder ein anbetendes Lecken kommen aus dem Herzen. Für viele Menschen kann die Pflege der Quelle dieser bedingungslosen Liebe ein sinnvolles Ziel im Leben sein. Wann immer ein Mensch sein geliebtes Haustier ansieht, werden dieselben Hormone freigesetzt, die eine Mutter und ihr Neugeborenes aneinander binden. Schon bald ist die Beziehung unerschütterlich, und Sie werden sich morgens aus dem Bett quälen, um sich um die Bedürfnisse Ihres tierischen Begleiters zu kümmern – unabhängig davon, wie Sie sich fühlen oder wie schlecht das Wetter ist.

Die Verbindung zu einem freundlichen Tier kann entsprechend auch großen Herzschmerz verursachen. Mehr als zwanzig Jahre der Untersuchung der Auswirkungen des Verlusts eines Tieres zeigen immer wieder, dass die Gefühle des Verlusts beim Tod eines Haustieres denen beim Verlust einer menschlichen Beziehung entsprechen. Dennoch wird die enthusiastische, geistige, körperliche und tiefgreifende Reaktion eines Menschen auf den Verlust seines geliebten tierischen Freundes von seiner Umgebung möglicherweise nicht vollständig wahrgenommen, was darauf hindeutet, dass die Verbindungen zwischen Mensch und Tier nicht so stark sozial akzeptiert sind wie die zwischen Menschen. In dieser Zeit der Verzweiflung wird regelmäßig auf die jenseitige Verbindung zwischen Mensch und Tier verwiesen, und es wird deutlich, wie wichtig es ist, die Verbindung zum verstorbenen Tierfreund aufrechtzuerhalten.

Für manche Menschen beginnt die jenseitige Verbindung zwischen Mensch und Tier lange vor dem Tod des Tieres. Besonders deutlich wurde dies bei einer Reihe von Gesprächen, die ich mit Tierliebhabern führte, deren Lebensweg sich durch eine Reihe unerwarteter Ereignisse grundlegend verändert hatte. Bei der Schilderung seines geschätzten Hundes bemerkte der Befragte „Robbie“:

Ich bin mir sicher, dass er ein Teil von mir ist, ein Teil meiner Seele, mein bester Kumpel. Ich weiß, dass er alt ist, aber wenn es möglich ist, liebe ich ihn sogar noch mehr, weil er alt ist. Er hat mich gelehrt, den Tod nicht zu fürchten. Er hat keine Angst, und es macht ihm nicht einmal etwas aus, alt zu werden, er akzeptiert es einfach und liebt weiter.

Eine spirituelle Verbindung

Seit den Anfängen der Menschheit und quer durch alle Gesellschaften haben Tiere mit den Menschen zusammengelebt. Archäologische Aufzeichnungen zeigen, dass Tiere in der Handwerkskunst, der Technik, in Fabeln und jenseitigen Bräuchen zahlreicher alter Kulturen eine Rolle spielen (Wilmer, 2019). Darüber hinaus sind Tierbilder und -illustrationen in weiten geologischen Gebieten aufgetaucht, und tierische Torwächtergeister wurden häufig angerufen, um den Menschen zu helfen, sich zu erholen und zu Wohlstand zu gelangen.

In Anbetracht dieser historischen Aufzeichnungen und der soliden Freundschaften, die Menschen bekanntlich mit Tieren verbinden, ist zu erwarten, dass bestimmte Personen eine tiefe Bindung zu ihren Haustieren empfinden. Jenseitigkeit ist schwer zu charakterisieren, aber es gibt ein paar wichtige Aspekte, die in der nebenstehenden Definition aufgeführt sind:

Jenseitigkeit ist der Teil des Menschen, der sich darauf bezieht, wie Menschen nach Bedeutung und Vernunft suchen und diese ausdrücken und wie sie ihre Verbundenheit mit Ereignissen, sich selbst, anderen Menschen, der Natur und dem Spirituellen erleben. Jenseitigkeit unterstützt beziehungsorientierte Überlegungen und ist fest mit dem individuellen Gefühl von Orientierung und Verbundenheit verbunden, Ideen, die zuverlässig in Mensch-Tier-Schriften enthalten sind. Tiere sind darüber hinaus in der Lage, einen Kanal zur regulären Welt zu bieten und so mit einer Verbundenheit zur Natur zu arbeiten, die im Leben vieler Menschen fehlen kann. Ausgehend von der Bedeutung der Andersartigkeit können die Mensch-Tier-Bindung und die Andersartigkeit in drei zentralen Bereichen analysiert werden: Tiere als Kanal zur regulären Welt; Tiere und nonverbale Verbundenheit mit einem schuldlosen Bewusstsein; und Tiere als glückselige Verbindung mit dem Ereignis.

Verbindung zur natürlichen Welt

In den 1950er Jahren verfasste der deutsche Psychoanalytiker und Sozialtherapeut Erich Fromm die „Existenzielle Spaltung" der Menschheit, die aus der Idee entstand, für die Natur wichtig zu sein und sich durch die Förderung von Achtsamkeit und Vernunft über sie zu erheben. Hierbei erscheint es einsichtig, dass das Bedürfnis, sich von der Trennung von der Natur und den daraus resultierenden Gefühlen der Sinnlosigkeit zu befreien, mit zunehmender Entfernung von der Natur wächst.

Der Kinderarzt Boris Levinson, der regelmäßig als Begründer der tiergestützten Behandlung genannt wird, stimmte mit Fromms Gedanken über die Trennung des Menschen von der natürlichen Welt überein. Er drückte es so aus: „Einer der Hauptgründe für die gegenwärtigen Probleme des Menschen ist sein Versagen, sich mit seiner inneren Identität auseinanderzusetzen und seine Lebensweise mit seiner Einschreibung in das Reich der Natur in Einklang zu bringen. „

Diese Überzeugungen wurden auch in E.O. Wilsons (1984) „Biophilia-Spekulation" formuliert, die die transformative Bedeutung des menschlichen Bedürfnisses, die natürliche Welt zu verstehen und mit ihr als Jäger und Beute zusammenzuleben, beschreibt. Auch wenn die unmittelbare Abhängigkeit von der Natur für das tatsächliche Überleben bei einigen Stadtbewohnern abgenommen hat, besteht im menschlichen Geist nach wie vor ein wesentliches Bedürfnis, mit der Natur verbunden zu sein. Für manche Menschen können Haustiere ein Weg sein, sich mit den ständigen Einflüssen der natürlichen Welt zu beschäftigen und so die Verbundenheit mit der Natur wiederherzustellen.

Nonverbale Verbundenheit mit einem unschuldigen fühlenden Wesen

Im Jahr 2012 hat eine Versammlung von Forschern die *Cambridge Declaration of Consciousness* (Cambridge-Erklärung des Bewusstseins) unterzeichnet, in der bestätigt wurde, dass Menschen nicht die Ausnahme sind, wenn es darum geht, Teile des Geistes zu haben, die einen achtsamen Zustand erzeugen. Zahllose nicht-menschliche Tiere, darunter Warmblüter und Vögel, haben ein Bewusstsein; sie erleben, was ihnen widerfährt, und haben positive und negative Zustände, darunter Furcht, Spiel, Demütigung, Empörung, Ärger, Liebe, Elend und Melancholie.

Diese Befürwortung der Ansicht, dass Tiere „Gefühle empfinden“ können, schockierte vermutlich nicht die vielen Tierliebhaber, die ihre liebsten Haustiere zuvor vermenschlicht hatten. Humanoide Attribution, die als „Zuschreibung menschlicher mentaler Zustände (Überlegungen, Gefühle, Inspirationen und Überzeugungen) an nicht-menschliche Tiere“ bezeichnet wird, ist bei Menschen in Bezug auf ihre Haustiere weit verbreitet. Menschen geben ihren Tieren menschliche Namen, plaudern ihnen zuliebe, feiern ihre Geburtstage und beklagen ihren Tod mit tiefer Trauer.

Mark Bekoff – ein Unterstützer der Cambridge-Erklärung und bekannt für sein aktives Interesse am Verhalten von Tieren, an der Kognitiven Ethologie (der Erforschung der Psyche von Tieren) und am Tierschutz – wies bei seinen Überlegungen zu den Persönlichkeiten von Tieren auf die tiefe Bedeutung hin, die der Beobachtung der heiligen Verbindungen zwischen einzelnen Tieren und Menschen zukommt. In Bezug auf seinen eigenen geliebten Schäferhund Jethro schilderte Bekofff, dass es ein Wunder der Freundschaft sei, dass derart Beziehungen zwischen Menschen und anderen Lebewesen entstehen können. Er stellte heraus, dass es Arten der Kommunikation gibt, die dazu führen, dass man sofort weiß, was genau die andere Spezies fühlt und zu sagen versucht.

Diese sog. implizite Korrespondenz und das Gefühl des Staunens wurden auch deutlich, als ich mit Tierliebhabern über die Bedeutung ihrer Beziehung zu ihren Haustieren sprach. Wie „Vince" klarstellte:

Ich erkannte, dass die Tiere mein Leben verbesserten und Teile meines Geistes wiederherstellten. Ich glaube, es ist die Vollkommenheit, die Krönung. Es ist die tatsächliche materielle Empfindung in Kombination mit der begeisterten Reaktion. Darüber hinaus gibt es eine jenseitige Assoziation, dieses mystische Festhalten. Es ist implizit. Worte sind nicht erforderlich. Es geschieht etwas. Es ist wirklich bedeutsam –es ist dieses Gefühl der Einheit und ich kann mich nicht mehr an all die nicht so tollen Dinge in meinem Leben erinnern.

Ein anderer Befragter, „Joe", der aufgrund seines schlechten Gesundheitszustands zunehmend ans Haus gefesselt war, schilderte die Beziehung, die er zu einem Vogel unterhielt:

Es ist seltsam, aber ich fühle mich tatsächlich auf eine tiefe Weise zu ihm hingezogen. Es gibt diese angedeuteten Dinge, die ständig zwischen uns stattfinden. Da ist eine Berührung, ein Blick, ein Stöhnen. Es ähnelt einer impliziten Sprache, also denke ich, dass wir im Großen und Ganzen völlig in Ordnung sind. Ich weiß, wir sind ein merkwürdiges Paar. Aber ich glaube, wir sind auch so etwas wie perfekte Partner.

Das Wunder der Freundschaft und die tief greifende Verbesserung der Mensch-Tier-Beziehung können einen Menschen unverrückbar in der Gegenwart und an einem bestimmten Ort verankern.

Im Augenblick leben

Das Erleben einer Verbundenheit mit Ereignissen, mit sich selbst und mit anderen ist der Schlüssel zur Andersweltlichkeit, und Tiere haben eine außergewöhnliche Methode, den Menschen in das aktuelle Geschehen zurückzuholen. Menschen bezeichnen ihre tierischen Partner als Verwandte, wobei das Tier regelmäßig wie ein kleines Kind betrachtet wird. Das Tier wird häufig als frech, lebhaft, wissbegierig, liebenswert und liebevoll beschrieben – und löst damit bei Erwachsenen Gefühle von Euphorie und Fürsorge aus. Wie ein Kind zeigen Tiere die Fähigkeit, im Hier und Jetzt zu leben, indem sie mit ihren menschlichen Begleitern im Moment spielen.

Der Psychoanalytiker Erik Erikson bemerkte, dass ein Individuum in jeder Phase des erwachsenen Lebenszyklus einen Teil der lebenslustigen Natur seiner Jugend wiederherstellen sollte. Für Erikson war das Spiel gleichbedeutend mit Lebendigkeit und Freude.

Die bedeutsame Verbindung zwischen dem Spiel und dem Leben in der Gegenwart wurde von „Brenton“ bei der Klärung seiner Beziehung zu Tom, seiner Katze, dargestellt.

Auf jeden Fall haben wir viel miteinander geteilt, und er kennt mich sehr gut. Er brachte den Spaß in mein Leben zurück, als ich dachte, er sei für immer verschwunden. Ich kann ihn dabei beobachten, wie er in einer leeren Schachtel oder mit einem zerknüllten Stück Papier spielt, und für diese kurze Zeitspanne lebe ich in dieser Zeit, ohne andere Gedanken und ohne Überlegungen über die Dinge, die noch kommen.

Katzen haben eine lange gemeinsame Geschichte mit dem Menschen. Der älteste archäologische Beweis für das Zusammenleben von Katzen und Menschen stammt aus Zypern und liegt 9.500 Jahre zurück. Das war während der Entwicklung des Menschen zur Agrarwirtschaft, im Rahmen derer Katzen zur Bekämpfung von Ungeziefer eingesetzt wurden. Auch wenn Katzen heute in den meisten Familien nicht mehr nur zur Ungezieferbekämpfung zum Einsatz kommen, so haben sie sich doch mit ihrer lässigen, etwas distanzierten, aber charmanten Art fest in den Seelen der Menschen eingenistet. Mit ihrer hohen geistigen Kapazität können Menschen über existenzielle Nervosität nachdenken, doch Katzen (und viele andere Tiere) bleiben im Moment geerdet und vermitteln eine Verbundenheit mit dem Selbst und der Anderswelt.

Abschließende Überlegungen

Haustiere. Wir bringen sie in unser Leben, in unsere Häuser und in unsere Herzen. Wir räumen hinter ihnen auf, sehen ihnen ihre gelegentlich zerstörerischen Neigungen nach und kommen, wenn nötig, für ihre Tierarztkosten auf. In jedem

Fall ist die tiefe Verbundenheit mit unseren Haustieren unverfälscht und ehrlich, ein Puffer gegen die regelmäßigen Stressfaktoren und die grundlegend menschlichen Gefühle der Angst vor Trennung und Aufgabe. Jedes Mal, wenn Sie ein Tier lieben, über seine vermeintlichen Gedanken sprechen, über seine Streiche lachen oder sein Ableben beklagen, erzeugen Sie eine geweihte Sicherheit.

Denken Sie daran... Die Hunde- und Katzenhaare, die alle Ihre Kleidungsstücke zieren, sind respektable Symbole. Die Pfotenabdrücke und zerkratzten Möbel verwandeln Ihr Haus in ein Zuhause.

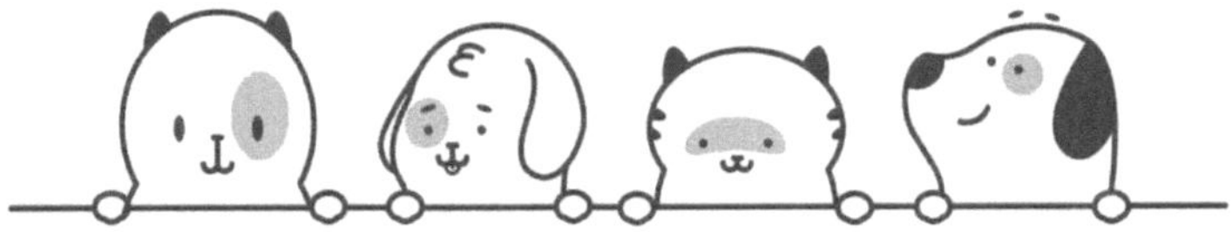

VERHALTENSEIGENSCHAFTEN VON HAUSTIEREN UND MENSCHEN

Zahlreiche Studien haben ergeben, dass Haustiere und ihre Besitzer eine beträchtliche Anzahl ähnlicher Charaktereigenschaften aufweisen. Diese Besonderheit könnte durch die alltäglichen Begegnungen zwischen den Menschen und ihren geliebten Tieren verursacht werden. Vielleicht liegt es aber auch daran, dass sich Menschen zu Haustieren hingezogen fühlen, von denen sie glauben, dass sie wie sie selbst aussehen und handeln.

„Angesichts der engen mentalen Verbindungen zwischen Menschen und ihren Haustieren ist es fast sicher, dass Hunde und Katzen zu verschiedenen menschlichen Charakteren passen", sagte der Kliniker Sam Gosling von der University of Texas. Im Jahr 2010 nutzte Gosling eine webbasierte Untersuchung, um die Eigenschaften von Personen zu untersuchen, die sich entweder als Hunde- oder als Katzenmenschen bezeichneten. Im Zusammenhang mit der Befragung von 4.565 Personen kam Gosling zu dem Schluss, dass „die weit verbreitete Ansicht stimmt, dass sich die Charaktereigenschaften von

Hundemenschen in der Regel von denen von Katzenmenschen unterscheiden."

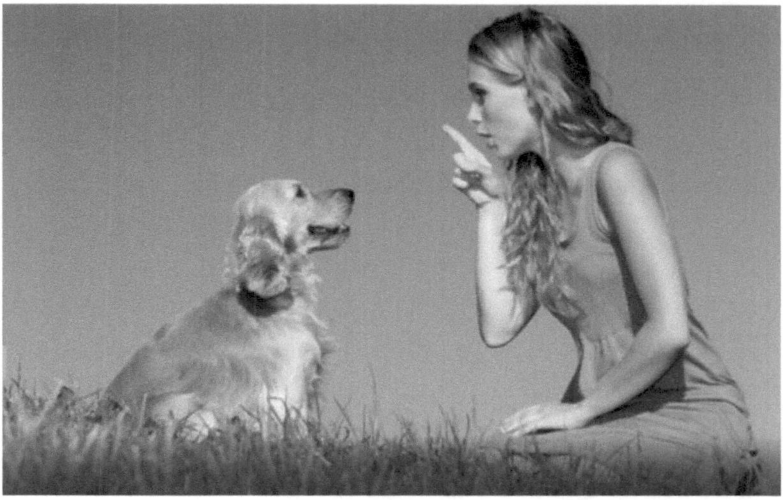

Interessanterweise wurden die typischen Charaktereigenschaften von Tiermenschen als sehr ähnlich zu denen in der realen Welt angesehen. So waren Hunde beispielsweise kontaktfreudiger, umgänglicher, mitfühlender und einfühlsamer. Katzen hingegen wurden als masochistisch, verurteilend und manipulativ eingestuft. In jedem Fall ergaben die Ergebnisse der Studie, dass Katzenmenschen mutiger und ausgefallener waren als Hundemenschen.

Auch Dr. Stanley Coren forschte zu diesem Thema. Während Goslings Arbeit sich auf die Big-Five-Charaktereigenschaften Extrovertiertheit, Verträglichkeit, Offenheit, Gewissenhaftigkeit und Neurotizismus konzentrierte, nutzte Dr. Coren die *Interpersonal Adjective Scale*, um die sozialen Neigungen von Tiermenschen zu analysieren. Er stellte Ähnlichkeiten in den Erkenntnissen der beiden Studien fest.

„Aus beiden Studien ergibt sich, dass Hundebesitzer freundlicher, intuitiver und toleranter sind, während Katzenbesitzer zurückgezogener, unabhängiger und weniger liebenswürdig sind", schreibt Dr. Coren.

Kürzlich befragten Analysten der Michigan State University die Besitzer von 1.600 Hunden, darunter 50 verschiedene Rassen. Die Tierhalter schilderten ihre Charaktereigenschaften und Persönlichkeiten genauso wie die Eigenschaften und das Verhalten ihrer Hunde. Die Analysten fanden heraus, dass sich die Charaktereigenschaften von Hunden im Laufe der Zeit verändern und von ihren Lebensgewohnheiten und Begegnungen beeinflusst werden, wenn sie älter werden.

„Ähnlich wie bei Menschen schwanken auch Hunde in ihren Eigenschaften. Es ist auch denkbar, dass sie sich nach einiger Zeit verändern. Der Hund, den Sie aus dem Tierheim mit nach Hause nehmen, wird dem Hund, den Sie später einmal haben werden, überhaupt nicht mehr ähnlich sein", sagt der Hauptautor William Chopik.

Die Studie hat ferner ergeben, dass sich die Eigenschaften von Hund und Halter regelmäßig ähneln. So wurde festgestellt, dass unruhige oder energische Hunde in der Regel Besitzer haben, die pessimistische Eigenschaften aufweisen, während dynamische und aktive Hunde Besitzer haben, die sich in gleicher Weise verhalten. Chopik erläuterte, dass entweder Individuen am ehesten Hunde auswählen, die ihren Lebensgewohnheiten entsprechen, oder dass sich die Eigenschaften von Hund und Mensch aufgrund gemeinsamer Lebensgewohnheiten langfristig angleichen.

Der Kliniker Richard Wiseman untersuchte außerdem die Persönlichkeitsmerkmale von Haustieren und ihren Besitzern. Er stellte unbestreitbare Kontraste zwischen den Besitzern verschiedener Tierarten fest. „Fischbesitzer waren die fröhlichsten, Hundebesitzer die angenehmsten, Katzenbesitzer die vertrauenswürdigsten und aufrichtig zärtlichsten und Reptilienbesitzer die freiesten."

Wir Menschen sind ein verwirrendes Völkchen und unsere Entscheidung, welchen Haustieren wir ein Zuhause geben wollen, stellt nur eine Schicht der vielen komplizierten Komponenten unserer Persönlichkeit dar.

Denken Sie darüber nach. Was glauben Sie, warum Ihr Freund dazu neigt, eine Katze als Haustier zu halten, während Sie sofort dazu neigen, einen Hund mit nach Hause zu bringen? Warum finden manche die Möglichkeit, Reptilien als Haustiere zu halten, so toll? Erkennen wir uns möglicherweise in unseren Haustieren wieder?

Für diese Analyse haben wir Informationen aus verschiedenen Studien untersucht. Wir haben auch untersucht, warum wir Haustiere halten. Interessanterweise scheinen wir die einzige Spezies auf der Welt zu sein, die kollektiv Haustiere einer anderen Spezies hält und eine langfristige Beziehung zu ihnen aufbaut.

Wir wollten den Besitz von Haustieren auf der ganzen Welt untersuchen, um herauszufinden, was es über Sie aussagt, ein Hunde-, Katzen- oder sogar Fischmensch zu sein. Beachten Sie jedoch, dass die Ausführungen keine Allgemeingültigkeit beanspruchen.

Wie beschreiben Menschen ihre pelzigen Freunde?

Aus den Angaben der Tierhalter geht hervor, dass die meisten amerikanischen Haustiere eher freundlich als zurückhaltend (die Hälfte gegenüber 42 %), eher hartnäckig als zögerlich (die Hälfte gegenüber 35 %), eher vertrauensvoll als misstrauisch (57 % gegenüber 31 %) und eher hyperaktiv als lethargisch (51 % gegenüber 30 %) sind.

Das Leben als Haustier ist jedoch nicht durchweg ein Zuckerschlecken. Drei von 10 Befragten geben zu, dass ihre Haustiere „unruhig“ sind, während weitere 33 % ihr Haustier als „Wichtigtuer“ bezeichnen würden. Jeder Fünfte hält sein Haustier für regelrecht seltsam, und weitere 48 % sagen, sie hätten ihr Haustier bei Verhaltensweisen beobachtet, die für sein Alter, seine Größe oder seine Art überraschend sind. Dazu gehören Katzen, die apportieren, oder riesige Hunde, die sich wie kleine Schoßhündchen über die Beine von Menschen legen. Fast sechs von 10 (57 %) sagen, dass sich ihre Haustiere anders verhalten, wenn sie glauben, dass sie nicht beobachtet werden.

„Mein jetziger Hund versucht, nach und nach Dinge aus dem Müll zu holen, wenn er glaubt, dass ich nicht hinschaue“, berichtet ein Teilnehmer der Umfrage. Ein anderer Haustierbesitzer berichtet, dass er sein Tier dabei erwischt hat, wie es „ein Tischbein im Wohnzimmer ableckt“.

„Wenn wir nicht gerade viel mehr Energie in unser Zuhause investieren, lieben wir es, Geschichten über unsere Haustiere zu erzählen“, sagt Zippy-Paws-Mitbegründerin Jen Glaser. „Außerdem haben wir mit dem Aufkommen der Fernarbeit die Chance erhalten, sie während der Teile des Tages zu beobachten, die sie früher ganz für sich alleine hatten. Daher ist es nicht unerwartet, dass wir uns mehr als je zuvor mit ihren Charakteren vertraut fühlen."

Haustierbesitzer können ihre Gefährten wie ein Buch lesen

Von den Befragten, die mehrere Haustiere besitzen, geben 80 % an, dass sie in der Regel wissen, welches Tier in einem anderen Raum Unruhe stiftet, auch wenn sie nicht hinsehen. Drei von vier Befragten (76 %) geben sogar an, dass sie in der Regel allein anhand des Ausdrucks und der Körpersprache ihres Haustiers erkennen können, was es denkt.

Auch wenn man sein Haustier so genau kennt, bedeutet das nicht, dass man immer weiß, was es mag. So haben etwa 80 % der Amerikaner, die ein Haustier halten, diesem ein eigenes Bett gekauft, damit es sich wohlfühlt, aber nur 58 % sagen, dass ihr Haustier es auch nutzt.

„Die Dinge, die wir für unser Haustier kaufen, sagen manchmal mehr über uns aus als über sie", sagt Glaser. „Sie kaufen vielleicht ein Spielzeug, das wie ein Krug Rosé geformt ist, weil es Ihr Lieblingswein ist, aber Ihr Hund weiß nur, dass es amüsant ist, darauf zu beißen!"

Jede Rasse hat Eigenschaften, die sie von anderen unterscheiden. So sind Labradorhunde und Ragdoll-Katzen entspannte Tiere, während Abessinier-Katzen und Australian-Shepherd-Hunde eher pflegeintensiv und anstrengend sind. Was das Übergewicht angeht, liegen Sphinx-Katzen und Beagles an erster und zweiter Stelle, was ihr Image als Fresser bestätigt. Neben der Rasse selbst gibt es eine Reihe weiterer Faktoren, die sich auf das emotionale und körperliche Wohlbefinden Ihres Haustiers auswirken.

Psychische Gesundheit – Ihre und die Ihres Haustiers

Psychische Gesundheit ist ein Thema, das in letzter Zeit in den Medien viel Aufmerksamkeit erregt hat, und wie wir bereits erörtert haben, können Haustiere dazu beitragen, unsere psychische Gesundheit zu verbessern. Aber wussten Sie, dass dies auch für unsere Haustiere gilt? Laut einer Studie der Michigan State University können sich die Persönlichkeiten von Haustieren ebenso wie die ihrer menschlichen Artgenossen mit der Zeit verändern. Veränderungen in Ihrem Leben wirken sich auf Ihr Haustier aus, genau wie auf Sie selbst. Laut der Studie haben es adoptierte Haustiere aus dem Tierheim, die Anzeichen von Angst und Aggression zeigen, möglicherweise schwerer, sich anzupassen, wenn ihr Besitzer ebenso angespannt ist.

Darüber hinaus ergab die Studie, dass ängstliche/aggressive Besitzer mehr ängstliche/aggressive Hunde in sozialen Situationen hielten. Im Gegensatz dazu zogen extrovertierte Menschen übermütigere und aktivere Hunde auf, während ruhigere, gelassenere Menschen gelassenere Hunde aufzogen.

Auswirkungen auf die körperliche Gesundheit

Ein Bericht von Wissenschaftlern der University of Lincoln und der Nottingham Trent University im Vereinigten Königreich, die sich eingehender mit den Eigenschaften von Tierhaltern und ihrem Einfluss auf Haustiere befasst haben, zeigt, dass der Charakter des Menschen seine Vorstellung von der angemessenen Pflege seiner Haustiere erheblich beeinflusst.

Der Charakter des Eigentümers wurde in fünf Charaktereig enschaften unterteilt: Annehmlichkeit, Gewissenhaftigkeit, Extrovertiertheit, Neurotizismus und Offenheit. Jeder Besitzer machte Angaben zum körperlichen Wohlbefinden seiner Katze, zur Rasse, zu Verhaltensmerkmalen und zum Leben der Katze insgesamt. Nach der Auswertung von mehr als 3.000 Antworten stellten die Forscher einen Zusammenhang zwischen dem Charakter des Besitzers und dem Potenzial für die Entwicklung von Krankheiten bei der Katze her. Diejenigen Besitzer, die auf der Neurotizismus-Skala höhere Werte erreichten, hatten in der Regel Wohnungskatzen, die angstbedingte Krankheiten, ständige körperliche Beschwerden und eine Neigung zu Übergewicht aufwiesen.

Kontaktfreudige Besitzer würden ihrer Katze im Allgemeinen erlauben, nach draußen zu gehen, während eher introvertierte Besitzer Katzen mit Unruhe und stressbedingten Krankheiten beobachteten.

Was bedeutet das für Sie?

Als Tierhalter können Sie sicherlich einen Schritt zurücktreten und prüfen, wie die Persönlichkeit Ihres Tieres mit Ihrer eigenen zusammenhängt. Wenn Sie das tun, werden Sie vielleicht feststellen, dass Sie sich Ihrer Gewohnheiten bewusster werden – oder sich zumindest ihrer Konsequenzen bewusst sind.

Allzu leicht wird übersehen, wie wichtig die Persönlichkeit des Besitzers im Umgang mit seinem Haustier ist und wie diese Persönlichkeit die Art und Weise beeinflussen kann, wie er sein Tier betrachtet, wie er mit ihm umgeht und wie er für seine Gesundheit sorgt.

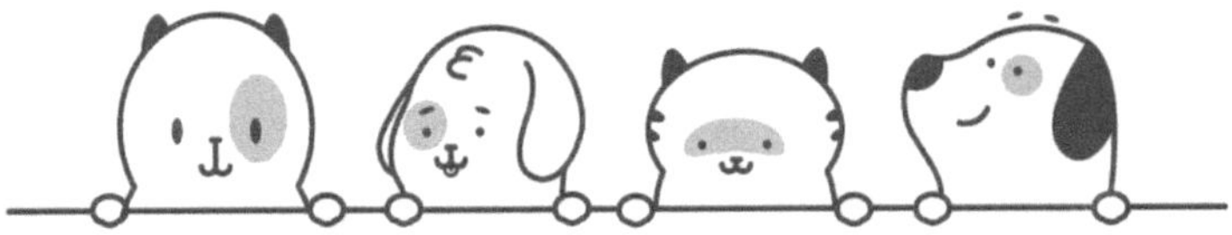

HUNDE UND IHRE BESITZER HABEN ÄHNLICHE PERSÖNLICHKEITSMERKMALE

Unsere Beziehungen zu Hunden haben sich im Laufe der Zeit drastisch verändert. In jüngster Zeit haben sich die Menschen jedoch dafür entschieden, ihr Leben eng mit ihren Begleithunden zu teilen. Dies hat sich für beide Spezies rundum positiv ausgewirkt. Heute werden Hunde in der Regel besser behandelt, Fachleute haben ein umfassenderes Verständnis für diese Tierart entwickelt, und es gibt bessere medizinische Leistungen für diese Tiere.

„Wenn Menschen im Alltag mit bedeutenden Veränderungen konfrontiert werden, können sich ihre Charaktereigenschaften parallel dazu verändern. Wir haben beobachtet, dass dies auch bei Hunden der Fall ist, und zwar auf erstaunlich konsistente und starke Weise", so der leitende Autor der Studie, Professor William Chopik. „Wir gingen davon aus, dass die Charaktere der Hunde wirklich beständig sein sollten, da sie nicht mit ähnlich drastischen Veränderungen im Leben konfrontiert sind wie die meisten Menschen. Wir haben jedoch festgestellt, dass sie sich tatsächlich sehr stark verändern. Wir haben

Ähnlichkeiten zu ihren Besitzern festgestellt, den idealen Zeitrahmen für das Training und überraschenderweise auch, dass es eine Phase in ihrem Leben gibt, in der sie gegenüber anderen Tieren energischer werden können."

Die Fachleute stellten auch fest, dass der Charakter eines Hundes zahlreiche bedeutende Lebensveränderungen vorwegnehmen und darauf reagieren kann, indem er Eigenschaften wie die Nähe zu seinen Besitzern, sein Nageverhalten und die Art und Weise, wie er anhaltende Beschwerden verarbeitet, verändert. In einer Studie, die in der Zeitschrift *Applied Animal Behavior Science* veröffentlicht wurde, baten Spezialisten die Tierhalter, sich selbst in Bezug auf fünf wichtige Charakteraspekte zu bewerten. Die Big Five, wie sie in der Psychologie und der Hirnforschung genannt werden, sind:

- Neurotizismus (Neigung zu Ängstlichkeit und Furcht)
- Extraversion
- Gewissenhaftigkeit
- Annehmlichkeit
- Offenheit (Grad der Kreativität, Neugierde und Aufgeschlossenheit für neue Ideen)

Die Tierhalter gaben überwiegend an, dass sie alle Big-Five-Charaktereigenschaften mit ihren Hunden teilen. Um sicherzugehen, dass es sich bei den Ergebnissen nicht um einfache Projektionen von Tierhaltern handelt, wurden zusätzlich unvoreingenommene Begleitpersonen zu den Hund-Mensch-Paaren befragt. Auch sie schätzten ein, dass sie mit Ausnahme der Aufnahmefähigkeit alle Aspekte teilen.

Die Befragung der an der Studie teilnehmenden Personen umfasste verschiedene Eigenschaften. Jedes Mitglied berücksichtigte seine persönlichen Eigenschaften in allgemeinen Klassifizierungen, z. B. ob es unabhängig oder aufgeschlossen ist oder offen für neue Erfahrungen. Im Hundeteil der Studie wurden Daten über Lernfähigkeit, Furcht, Bindung und die Reaktionen der Hunde auf ihre Besitzer, Außenstehende und andere Hunde abgefragt.

Von den 131 Hund-Mensch-Paaren, die die Studie begannen, schlossen 75 sie ab. Anhand der bereitgestellten Informationen fanden die Analysten heraus, dass neben Faktoren wie Alter, Geschlecht und Größe auch der Charakter des Besitzers Einfluss darauf hatte, wie gut die Hunde auf soziale Veränderungen reagierten. Auch wenn die Studie mit einigen Einschränkungen behaftet ist – darunter die geringe Zahl der Teilnehmer in der Stichprobengruppe und unkontrollierte Faktoren wie Sozialisierung und Trainingsgeschichte –, zeigten sich doch einige interessante Trends.

Interessanterweise schienen die Hunde mit zurückhaltenden und aufgeschlossenen Tierhaltern den Verhaltensteil ihres Trainingsprogramms sehr unterschiedlich zu durchlaufen. Während bei kontaktfreudigen Besitzern eine Verringerung der Verhaltensprobleme der Hunde zu beobachten war, traf dies auf introvertierte Besitzer weniger zu.

In der Studie wird auch berichtet, dass kontaktfreudige Personen diese Ergebnisse aufgrund ihrer Neigung erhalten haben könnten, „aufgeregt und empfänglich für soziale Verbesserungen zu sein und ihr Haustier vielen sozialen Kontakten auszusetzen“. Im Gegensatz dazu waren introspektive Personen möglicherweise zurückhaltender, weniger geneigt, soziale Kontakte zu suchen, und infolgedessen ängstlicher, wenn es darum ging, die Türen zu sozialen Kontakten mit anderen zu öffnen.

Es zeigte sich auch, dass Besitzer, die aufgeschlossener schienen, nach Abschluss des Programms ein geringeres Maß an Angst bei ihren Hunden feststellten. Die Fähigkeit, neue Dinge auszuprobieren, könnte diese Tierhalter dazu veranlasst haben, vor der Teilnahme an der Studie moderne Trainingssysteme und -geräte zu verwenden, z. B. positive Verstärkungsstrategien wie Clickertraining. Hundehalter, die schlechtere Ergebnisse erzielten, könnten stattdessen auf veraltete Trainingsstrategien wie Macht und Disziplin zurückgegriffen haben, die mit erhöhter Angst bei Hunden in Verbindung gebracht wurden.

Unabhängig von Ihren charakterlichen Eigenheiten gibt es Ressourcen, die Ihnen und Ihrem Hund helfen, gutes Verhalten zu lernen. Hundeverhaltensspezialisten wie Trainer, Verhaltensberater oder kompetente Hundepaten können Ihnen und Ihrem Hund helfen, einen auf positiver Verstärkung basierenden Trainingsplan aufzustellen, der Ihnen beiden hilft, die Welt sicher gemeinsam zu erkunden.

Warum ist die Persönlichkeit des Hundes mit der des Menschen verbunden?

Ein möglicher Grund dafür, dass Verhalten und Charakter von Hunden so stark mit ihren Menschen verwoben sind, ist, dass Menschen dazu neigen, Tiere zu wählen, die ihr eigenes Leben widerspiegeln und ergänzen. Ein ruhiger Mensch wird sich in der Regel einen ruhigen Hund aussuchen. Im Gegensatz dazu wird ein unruhiger Mensch zum Beispiel einen ängstlichen Hund annehmen, so Jenn Fiendish, eine tierärztliche Verhaltensspezialistin, die *Happy Power Behavior and Training* in Portland, Oregon, betreibt. Sie ist der festen Überzeugung, dass Menschen diese Entscheidungen auf einer unterbewussten Ebene treffen.

„Als mein Lebensgefährte und ich uns vor zwölf Jahren einen neuen Hund zulegten, entschied ich mich schnell für das Tier, das dynamischer, rauflustiger und etwas nervöser zu sein schien, was meinem Charakter entsprach. Mein Lebensgefährte entschied sich für den entspannten, ruhigen und unaufgeregten Welpen, ein ideales Gegenstück zu seinem Charakter. Das war auch bei unseren anderen beiden Hunden der Fall, die ich beide ausgewählt habe, weil sie temperamentvoll und etwas wild sind (wieder ich!).“ Sie sagt, dass die Hunde im Laufe der Jahre einen großen Teil dieser gemeinsamen Eigenschaften beibehalten und überraschenderweise sogar verstärkt haben.

Hundemotionen spiegeln menschliche Emotionen wider

In Anbetracht der Tatsache, dass Menschen und Hunde seit etwa fünfzehntausend Jahren eine enge Beziehung zueinander unterhalten, ist es nicht unerwartet, dass der Charakter von Hunden beeinflusst wurde.

Beastly sagt, dass Hunde die menschlichen Gefühle beobachten und nachempfinden können. „Wenn ein Mensch extrem unruhig ist, bekommen unsere Hunde das mit und werden häufig auch unruhig. Unter der Annahme, dass die Unruhe andauert, kann der Hund ebenfalls eine ständige Nervosität entwickeln“, sagt sie.

Dr. Mahaney hat dies auch in seiner Ausbildung erlebt. „Ich habe beobachtet, dass Haustiere in Familien, in denen die Besitzer unter großem Druck stehen, entsprechende Verhaltensauffälligkeiten zeigen, die auf die fehlende Beruhigungskraft der Besitzer zurückgeführt werden können." Zu den Verhaltensauffälligkeiten, die er beobachtet, gehören unter anderem unsachgemäßes Urinieren und Defäkieren, Schäden am Eigentum der Besitzer, Bellen und Schreien sowie ein vermindertes Hungergefühl.

Hunde sind wahre Empathen, sagt Dr. Lisa Pinn McFaddin. Laut Dr. McFaddin ist die Reaktion umso stärker, je enger die Bindung zwischen Mensch und Tier ist. „Hunde versuchen häufig, ihre unglücklichen Menschen zu trösten und zu beruhigen. Menschen erkennen diese Bemühungen möglicherweise nicht, weil sie sehr subtil sind: Sie schlafen nahe bei der Person, legen ihren Kopf auf das Bein der Person, stellen Körperkontakt mit der Person her oder versuchen, die Person mit einem Spielzeug abzulenken."

Kann die Persönlichkeit eines Hundes auf den Menschen abfärben?

Dr. McFaddin ist der Meinung, dass umgekehrt auch Emotionen und Verhalten von Hunden Menschen beeinflussen können. „Ich erlebe das am häufigsten, wenn die eigenen Hunde von Haus aus ängstlich sind", sagt Dr. McFaddin. Die Angst des Hundes löst häufig Angst beim Besitzer aus. Der Besitzer fühlt sich machtlos, das besorgniserregende Verhalten seines Tieres zu ändern. Dieses Gefühl der Hilflosigkeit führt dazu, dass sich auch der Besitzer unwohl, verletzlich und ängstlich fühlt."

Dr. McFaddin erklärt, dass körperliche Anzeichen und Verhaltensweisen, die ein nervöser Hund an den Tag legen kann, wie Hecheln, Winseln, Herumlaufen, Zerstören von

Gegenständen und anhaltendes Bellen, die Tierhalter überreizen können.

„Der Lebensstil des Besitzers wird durch die häufige Bewegung und den Lärm irritiert und gestört, was zu Sorgen führt." Andererseits tragen bestimmte, unglaublich ruhige Hunde (ich nenne sie Buddha-Hunde) zur Entspannung ihrer Besitzer bei. „Die dem Hund innewohnende Ruhe ist körperlich und emotional ansteckend", fügt sie hinzu.

„Zahlreiche Studien haben eine Verringerung der Angst, eine Verlangsamung der Herzfrequenz, eine Senkung des Blutdrucks und einen Anstieg der Produktion von beruhigenden Hormonen und Neurotransmittern sowohl bei Menschen als auch bei Hunden nach positiven Begegnungen, hauptsächlich nach Streicheleinheiten, gezeigt", fügt Dr. McFaddin hinzu. Es scheint also, dass die Bindung zwischen Mensch und Tier beiden Seiten zugute kommt.

Warum kuscheln Hunde so gerne?

„Hunde kuscheln, um sich zu wärmen, sich mit ihren Verwandten oder ihrem Rudel zu verbinden und weil dabei Hormone ausgeschüttet werden, die ihnen ein besseres Gefühl geben", sagt Bernal. „Wenn Hunde sich an uns schmiegen, schüttet ihr Gehirn den Stoff Oxytocin aus, der ihr Verlangen nach und ihre Freude an engem Kontakt und Umarmungen steigert", fügt sie hinzu.

Das Bedürfnis, zu kuscheln, entsteht durch das Training und die enge Bindung an einen Hund; es ist aber auch eine Verbindung zu Hunden, die in Rudeln lebten, bevor sie so eng mit dem Menschen verbunden wurden. Lange bevor Hunde zum „besten Freund des Menschen" wurden, hatten sie das

Verlangen entwickelt, Teil eines Rudels zu sein, das aus anderen Hunden bestand.

„Hunde in freier Wildbahn und junge Welpen kuscheln regelmäßig mit ihren Wurfgeschwistern und ihrer Mutter, um ihre Unterordnung zu zeigen", erklärt Chyrle Bonk, Tierärztin bei Hepper. „Wenn sich Ihr Hund an Sie schmiegt, zeigt er damit sein volles Vertrauen und seine Liebe zu Ihrer Beziehung", fügt Bonk hinzu.

„Hunde sind von Natur aus Rudeltiere, daher sind Kontakt und Freundschaft ein solider Hauptweg für Zuneigung", erklärt Bernal weiter. Auf jeden Fall kann Kuscheln für Hunde etwas anderes bedeuten als für Menschen, fügt sie hinzu. Es kann sogar ein anderes typisches Hundeverhalten auslösen: Zoomies.

„Bei bestimmten Hunden, insbesondere bei jugendlichen Hunden, die gerade erst lernen, wie man spielt, kann das Kuscheln eine Methode der Bindung sein, die sie anregt und zu einer Zeit der Hyperaktivität oder des beispielhaften Herumzappelns im Haus führt", fügt Bernal hinzu.

Zuneigung kann auch in Feindseligkeit umschlagen, wenn eine andere Person in der Nähe ist und der Hund sich gegenüber seinem Elternteil verteidigt fühlt. Besitzer sollten sich auf die nonverbale Kommunikation ihres Hundes konzentrieren, um herauszufinden, ob und wie er gekuschelt werden muss.

Wie kuscheln Hunde gerne?

Es gibt wahrscheinlich ähnlich viele Arten des Kuschelns wie es Hundearten auf der Welt gibt: Umarmen, Kraulen der Hüfte, Kratzen an den Ohren, Streicheln, das Gesicht des Hundes stützen... die Liste lässt sich fortsetzen.

„Hunde mögen es, auf unterschiedliche Weise geschmust zu werden. Manche mögen es, auf dem Schoß zu kuscheln, während andere etwas mehr Abstand brauchen, aber Bauchkraulen oder Ohrenkratzen zulassen", sagt Bonk.

Der Trost Ihres Hundes muss Vorrang vor Ihrer Not haben. „Wenn Sie möchten, dass Ihr Hund auf Ihrem Schoß sitzt, sollten Sie sich auf seine Höhe begeben und sich zu ihm auf den Boden setzen", sagt Bonk. „Versuchen Sie, Ihr Haustier nicht an einen Ort zu zwingen, an dem es sich unwohl fühlt, und achten Sie auf Anzeichen von Anspannung oder Ohrenzerren, um zu wissen, ob es ihm nicht gefällt."

Im Großen und Ganzen kann die Körpersprache Ihres Hundes dabei helfen, Ihre Verbindung zu lenken. „Einige Hunde drehen sich auf den Rücken, um eine Streicheleinheit zu bekommen, andere halten ihren Bauch ganz bedeckt und wollen nur den Rücken oder die Ohren gestreichelt bekommen", erklärt Bonk.

Wenn Sie eine langfristige Bindung zu Ihrem Hund aufbauen, werden Sie seine bevorzugten Kuschelarten und seine idealen Positionen für Wärme kennen lernen. Einige Hunde mögen es, wenn man sich an sie schmiegt. Wenn Sie also auf dem Sessel sitzen, werden sie „eine zarte Berührung suchen, indem sie ihren Kopf auf Ihren Oberschenkel legen", sagt Bernal. Andere Hunde drehen sich aufgeregt um, wenn Sie vorbeilaufen, um zu zeigen, dass sie eine Bauchmassage brauchen.

Um die Vorlieben eines Tieres kennenzulernen, sollten Sie nicht zuerst den Kopf streicheln. Beginnen Sie stattdessen mit dem Brustbereich. „In der Regel möchten die meisten Hunde nicht über den Kopf gestreichelt werden, da dieses Verhalten als zu dominant empfunden wird. Das Streicheln der Brust ist ein viel besserer Anfang", erklärt Katherine Pankratz, Verhaltenstherapeutin in der Tiermedizin, gegenüber Inverse.

„Selbst Hunde, die diese Art von Aufmerksamkeit mögen, sollten ihr wahrscheinlich nicht ständig ausgesetzt sein", fügt Pankratz hinzu. „Kuscheln kann für Hunde angenehm sein – vor allem, wenn sie das Gefühl haben, selbst entscheiden und kontrollieren zu können."

Woher wissen Sie, ob Ihr Hund gestreichelt werden möchte?
Verschiedene Studien haben bestätigt, dass Menschen nicht nur gerne mit Hunden kuscheln, sondern dass das Streicheln und Spielen mit ihren vierbeinigen Begleitern auch dem psychischen Wohlbefinden zugute kommt. Dabei ist jedoch nicht eindeutig klar, ob Hunde eine Art körperliches Bedürfnis haben, gekuschelt zu werden. Stanley Coren, ein Experte auf dem Gebiet der Hundegehirnforschung, untersuchte online zugängliche Fotos von Menschen, die ihre Hunde umarmen, um die nonverbalen Kommunikationszeichen der Hunde zu untersuchen. Wie Coren in *Psychology Today* berichtet, zeigten 81,6 Prozent der Bilder, dass die Hunde Unbehagen, Stress und Anspannung empfinden.

Dieser Befund deckt sich mit denen früherer Untersuchungen, die gezeigt haben, dass Menschen, insbesondere kleine Kinder, die nonverbale Kommunikation von Hunden schlecht entschlüsseln können, was zu möglicherweise riskanten Verbindungen führt. In einem kürzlich veröffentlichten Bericht wurde festgestellt, dass 53 % der dreijährigen Kinder ein energisches Verhalten des Hundes mit dem eines fröhlichen Hundes verwechselten.

„Ein gutes Verständnis für die nonverbale Kommunikation Ihres Hundes und die Fähigkeit, die Umgebung einzuschätzen, sind unerlässlich, um festzustellen, wie Ihr Hund auf verschiedene Arten von Zuneigung reagiert“, sagt Bernal.

Hier sind einige Faustregeln, die Sie beachten sollten:

1. **Lassen Sie den Hund zu sich kommen oder bitten Sie den Besitzer um Erlaubnis.**

„Hunde kommen direkt zu Ihnen oder bleiben in Ihrer Nähe, wenn Sie zu ihnen kommen, um Ihnen zu sagen, dass sie gestreichelt werden wollen“, erklärt Bonk.

Pankratz sagt, dass es wichtig ist, den Hund den ersten Schritt machen zu lassen, wenn man ihn nicht kennt: „Holen Sie zuallererst die Erlaubnis des Hundebesitzers ein, sich seinem Hund zu nähern und mit ihm zu kommunizieren.“

2. **Beurteilen Sie die Körpersprache des Hundes.**

„Um die Anzeichen dafür zu erkennen, ob ein Hund gerne kuschelt oder nicht, muss man das Verhalten des Hundes lesen“, erklärt Bernal. Die folgenden körpersprachlichen Anzeichen können darauf hindeuten, dass ein Hund freundlich zu anderen Tieren ist:

- Schwanzwedeln
- Augenkontakt
- Umdrehen
- Er manövriert seinen Kopf, seine Pfote oder seinen Körper in Ihren persönlichen Bereich

„Manche Welpen geben ihren Eltern sogar einen freundlichen Pfötchenstoß oder ein leichtes, spielerisches Gespräch, um sie wissen zu lassen, dass sie mehr von diesen Streicheleinheiten wollen", erklärt Bernal. Einige dieser Verhaltensweisen sind jedoch leicht falsch zu deuten.

Eine wedelnde Rute zeigt laut Pankratz an, dass der Hund gefühlsbetont ist und sich vorwärts bewegen möchte – je nach Situation kann er glücklich oder ängstlich sein. „Gesichtszüge und Körperhaltung sind bei der Bestimmung des emotionalen Zustands eines Hundes wichtiger als die Rute", erklärt Pankratz.

Achten Sie auf Anzeichen, die darauf hindeuten, dass ein Hund gestresst ist, und lassen Sie ihm Freiraum. Dies sind einige der Warnzeichen:

- Knurren
- Zähnefletschen
- Anspannen
- Anlegen der Ohren
- Gewichtsverlagerung
- Abstand

Seien Sie besonders vorsichtig bei Hunden, denen Sie noch nie begegnet sind. Die Hand nach einem fremden Hund auszustrecken, kann ein Reflex von Hundeliebhabern sein, aber es ist riskant.

Pankratz erklärt: „Sie haben Ihre Hand in den Bereich des Hundes gestreckt, manchmal ohne sein Wohlbefinden oder sein Einverständnis mit der Interaktion vollständig zu analysieren. Eine alternative Technik wäre es, sich dem Hund in einer nicht bedrohlichen Weise zu nähern – typischerweise zur Seite gedreht und nach unten gebeugt", sagt sie. Anstatt geradeaus zu starren, neigen Sie Ihren Kopf leicht nach rechts. Und anstatt die Hand auszustrecken, halten Sie sie nahe am Körper, damit der Hund sie beschnuppern oder berühren kann.

Diese Handlungen können darauf hinweisen, dass ein fremder Hund bereit ist, mit Ihnen zu interagieren:

- Der Mund steht leicht offen
- Sie nähern sich mit einer lockeren, wackligen Haltung oder lehnen sich an Sie an
- Weiche Muskeln im Gesicht oder entspannte Augen

Die Interaktion mit einem Hund ähnelt insgesamt einem Händedruck: Sie sollten auf die nonverbale Kommunikation achten, um den Händedruck in der richtigen Sekunde zu beenden und weiterzugehen. Tun Sie das nicht, kann es unangenehm werden. Hören Sie also nicht auf, auf die nonverbalen Reaktionen des Hundes zu achten.

Welche Hunderassen kuscheln gerne?

Jeder Hund hat, wie jeder Mensch, seine eigenen Lebenserfahrungen und Vorlieben. Ein Element, das beeinflusst, wie freundlich ein Hund zu Menschen ist, ist jedoch die Genetik.

„Abgesehen von den Rassen können viele andere Faktoren wie frühe Lebenserfahrungen und Sozialisierung, ständige Lernerfahrungen und die körperliche Gesundheit einen Einfluss darauf haben, ob ein Hund gerne kuschelt oder nicht", so Pankratz. Es ist auch erwähnenswert, dass es laut Pankratz keine von Experten begutachteten Studien gibt, die vergleichen, wie kuschelig verschiedene Hunderassen sind. Den Experten zufolge werden einige Hunderassen aufgrund anekdotischer Hinweise von Besitzern im Laufe der Zeit als anhänglicher angesehen.

„Weil sie zu groß sind, um Schoßhunde zu sein, überraschen einige der anhänglichsten Rassen vielleicht", sagt Bonk.

Zu den anhänglichsten Rassen gehören:

- Golden Retriever
- Labradore
- Pomeranians
- Cavalier King Charles Spaniels
- Mopse
- Chihuahuas
- Neufundländer
- Malteser
- Shih Tzu's

Auch wenn sich die großen Hunde auf dieser Liste nicht auf Ihrem Schoß zusammenrollen können, sagt Bernal, dass größere Hunde „ihre Größe nicht als Hindernis betrachten, um sich Ihnen zu nähern". Machen Sie also etwas Platz auf der Couch frei. Bernal weist auch darauf hin, dass Rettungshunde gemischter Rassen genauso verschmust sein können wie alle anderen Hunde. Das liegt nicht nur an der Rasse (ja, es gibt mürrische Golden Retriever).

Es gibt immer Ausnahmen von der Norm, also „wählen Sie den besten Hund für Ihre Familie", indem Sie den einzelnen Hund, die allgemeinen Eigenschaften der Rasse sowie den Lebensstil Ihrer Familie berücksichtigen.

Das menschliche Element

Die Analysten schlossen nicht aus, dass menschliche Persönlichkeitsmerkmale einen gewissen Einfluss haben, unabhängig davon, ob dieser positiv oder negativ ist. So wurde in der Studie beispielsweise ein Zusammenhang zwischen dem Grad der Fortschritte des Hundes während einer Verhaltensintervention/-modifikation und den Persönlichkeitsmerkmalen des Halters festgestellt. Letztere wurden dabei mit Hilfe des Big-Five-Modells eingeschätzt.

Die Hunde von Menschen mit geringer Verträglichkeit (ein Faktor im Big-Five-Modell) erzielten weniger Fortschritte bei der Änderung ihres gewalttätigen Verhaltens gegenüber Außenstehenden, obwohl sie trainiert wurden und sich um eine Verhaltensänderung bemühten. Die Wissenschaftler glauben, dass die Lebensweise und die Praktiken der Halter ihre Hunde so geformt haben, dass sie anderen gegenüber mehr Feindseligkeit zeigen.

Die Analysten beobachteten auch, dass die Hunde von extravertierten Tierbesitzern eher in der Lage waren, unsoziale Gefühle wie Ängste (z. B. vor Donner oder anderen lauten Erschütterungen) und Kontaktbereitschaft innerhalb von 90 Tagen nach der sozialen Interaktion abzubauen. Interessanterweise neigen Introvertierte dazu, eine bedeutungsvollere Beziehung zu ihren Hunden aufzubauen, oder, wie es in der Studie heißt, sie zeigen möglicherweise „mehr Schutz vor der Trennung von ihren Haustieren". Dennoch wird in der Studie darauf hingewiesen, dass andere Untersuchungen gezeigt haben, dass extrovertierte Menschen im Allgemeinen eine engere Beziehung zu ihren Hunden haben als introvertierte Menschen.

Weiterhin zeigte sich, dass Hunde, die bei Menschen leben, die Offenheit (ein weiterer Big-Five-Faktor) zeigen, im Laufe der Zeit eine abnehmende Angst vor dem Kontakt mit neuen Hunden zeigten. Die Wissenschaftler stellten die Hypothese auf, dass offenere Personen bei der Ausbildung ihrer Hunde wahrscheinlich auf aktuellere und aktuellere Verfahren und Sozialisierungsmaßnahmen zurückgreifen.

Natürlich ist mit dieser Studie das letzte Wort über Haustiere und Charakter noch nicht gesprochen. „Weitere Untersuchungen sind erforderlich" war ein durchgängiger Tenor der Studie. Dennoch könnte da etwas dran sein und es ist sicherlich interessant für diejenigen, die sich mit Haustieren beschäftigen und einen Hintergrund in Psychologie oder ein Interesse an Persönlichkeitsprofilen haben. Zweifellos wird es noch weitere Studien zu diesem und ähnlichen Themen geben, also bleiben Sie dran.

Parrot

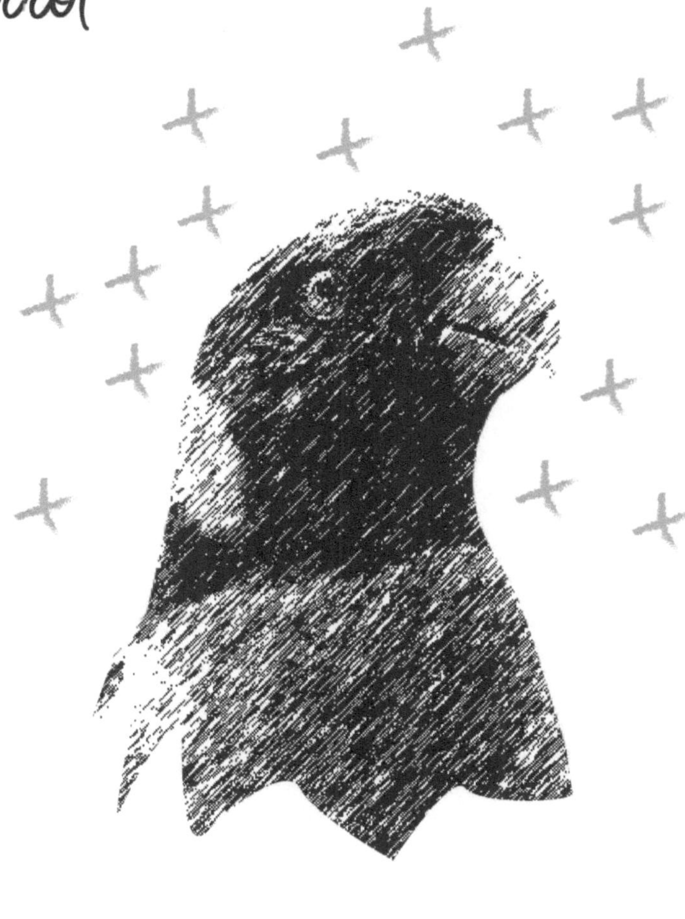

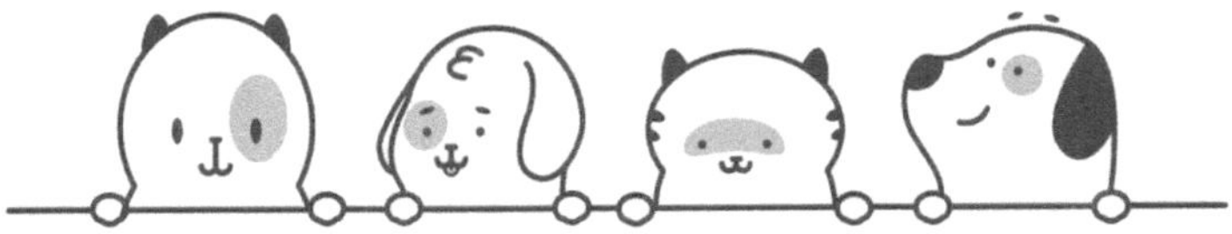

KATZEN UND BESITZER HABEN ÄHNLICHE PERSÖNLICHKEITSMERKMALE

Katzen werden häufig stereotyp als wesentlich weniger liebenswürdig als Hunde beschrieben. Es stimmt zwar, dass sie im Allgemeinen wesentlich selbstständiger sind als Hunde, aber eine weitere Studie wurde durchgeführt, um festzustellen, ob es neben der Genetik noch etwas anderes gibt, das den Charakter einer Katze prägt. Eine Gruppe der Universität Helsinki hat nach eigenen Angaben sieben unverwechselbare Eigenschaften und Verhaltensmerkmale erkannt, die Katzen immer wieder zeigen.

Katzen sind eines unserer häufigsten und bekanntesten Haustiere. Angesichts der großen Zahl von Katzen, die wir in unseren Häusern willkommen heißen, ist jedoch im Vergleich zu Hunden erstaunlich wenig über ihr Verhalten bekannt. Das Verhalten von Katzen wird jedoch nach und nach erforscht. Ein besonderer Schwerpunkt vieler dieser Studien liegt auf den Eigenschaften von Katzen und ihrer Entwicklung. Dabei wurde festgestellt, dass Katzenbesitzer damit rechnen sollten, dass die erwarteten Eigenschaften je nach der Katzenart, die sie in ihr Zuhause bringen, variieren können. Anhand einer weitreichenden Umfrage unter Katzenbesitzern analysierten Wissenschaftler das Verhalten und die Charaktereigenschaften von mehr als 4.300 Katzen aus 26 verschiedenen Rassen.

Katzen werden wirklich zu geliebten Mitgliedern unserer Familien, und zwar so sehr, dass sie menschliche Neigungen – sowohl positive als auch negative – übernehmen und ihre Lebensweise an die ihrer Besitzer anpassen. Die Forschung zeigt, wie sehr Bindung und Zuneigung bestimmte Tiere beeinflussen können. Während erbliche Qualitäten sicherlich dazu beitragen, einige Teile des Charakters und des Verhaltens zu formen, sind die aktuellen Lebensumstände einer einzelnen Katze auch eine entscheidende Komponente für ihre Gesamtpersönlichkeit.

Was geht einer Katze durch den Kopf?

Professor Hannes Lohi von der Universität Helsinki ließ ein Team die Persönlichkeit und das Verhalten von Katzen untersuchen, indem es einer Gruppe von Katzenbesitzern eine Reihe von 138 Fragen stellte. Die Autoren der Studie ermittelten anhand der Antworten sieben verschiedene Eigenschaften und Tendenzen von Katzen:

Aktivität/Verspieltheit

- Furchtsamkeit
- Aggression gegenüber Menschen
- Kontaktfreudigkeit gegenüber Menschen
- Kontaktfreudigkeit gegenüber Katzen
- Probleme mit der Katzentoilette (sie entleeren sich an ungeeigneten Orten oder weisen eine schlechte Sauberkeit der Katzentoilette auf)
- Exzessive Körperpflege

Nicht alle Katzen sind gleich. Das Team hat nicht nur die verschiedenen Persönlichkeiten unserer pelzigen Freunde entdeckt, sondern auch festgestellt, dass einige Rassen ein bestimmtes Attribut mehr aufweisen als andere. Es stellt sich heraus, dass Begriffe wie „verspielte Katzen“ und „ängstliche Katzen“ mehr als nur eine Redewendung sind.

Die Wissenschaftler gaben an, dass „die Russian Blue die ängstlichste Rasse war, während die Abessinier die am wenigsten ängstliche Rasse war. Die Bengalkatze war am aktivsten, während die Perserkatze und andere exotische Rassen am wenigsten aktiv waren. Die Rassen Siam und Balinese zeigten die zwanghafteste Körperpflege, während die Türkisch Van bei der Feindseligkeit gegenüber Menschen deutlich höher und bei der Kontaktfreudigkeit gegenüber Katzen niedriger eingestuft wurde. In einer früheren Untersuchung hatten wir das gleiche Phänomen beobachtet. „

Die Ergebnisse zeigen mehrere interessante Zusammenhänge zwischen der Persönlichkeit des Katzenbesitzers und dem Charakter, dem Lebensstil und dem Wohlbefinden der Katze:

1. **Offenheit.** Offenere Katzenbesitzer...

- hatten freundlichere Katzen.
- hatten weniger aggressive Katzen.
- hatten weniger unzugängliche Katzen.
- erlaubten ihrer Katze seltener, sich draußen frei zu bewegen (ein unerwartetes Ergebnis).
- hatten mehr Katzen.

2. **Gewissenhaftigkeit.** Gewissenhaftere Katzenbesitzer...

- hatten freundlichere Katzen.
- hatten weniger aggressive Katzen.

- hatten weniger unzugängliche Katzen.
- hatten weniger ängstliche Katzen.
- hatten mehr Katzen.

3. **Extrovertiertheit.** Eher extrovertierte Katzenbesitzer...

- hatten freundlichere Katzen.
- hatten mit höherer Wahrscheinlichkeit eine normalgewichtige Katze.
- erlaubten ihrer Katze eher, sich draußen frei zu bewegen.
- hatten weniger Katzen.

4. **Verträglichkeit.** Veträglichere/Mitfühlendere Katzenbesitzer...

- hatten weniger aggressive Katzen.
- hatten weniger unzugängliche Katzen.
- hatten mit höherer Wahrscheinlichkeit eine normalgewichtige Katze.
- hatten weniger Katzen.
- waren glücklicher mit ihren Katzen.

5. **Neurotizismus.** Viele neurotische Katzenbesitzer...

- hatten aggressivere Katzen.
- hatten ängstlichere Katzen.
- hatten mit höherer Wahrscheinlichkeit eine Katze mit einem „Verhaltensproblem".
- hatten mit höherer Wahrscheinlichkeit eine Katze mit einem medizinischen Problem.
- hatten eher eine Katze mit einer stressbedingten Krankheit
- hatten mit höherer Wahrscheinlichkeit eine übergewichtige Katze.
- waren eher im Besitz einer Nicht-Pedigree-Katze (Mischling).
- ließen ihre Katze seltener im Freien herumlaufen.
- hatten weniger Katzen.

Außerdem wurden Familienkatzen als liebenswürdiger, weniger energisch, weniger widerspenstig und weniger unruhig angesehen als Nicht-Familienkatzen (die willkürlich aufgezogen wurden). Außerdem waren sie eher daran gebunden, drinnen gehalten zu werden, und hielten sich weniger daran, unkontrolliert nach draußen zu gehen.

Im Allgemeinen führte der Neurotizismus eines Katzenbesitzers erwartungsgemäß zu schlechten Ergebnissen in Bezug auf das Wohlbefinden und das Verhalten einer Katze. Gleichzeitig führten die anderen Charaktereigenschaften (Offenheit, Gewissenhaftigkeit, Extraversion und Verträglichkeit) zu wesentlich positiveren Ergebnissen. Die Wissenschaftler vermuteten, dass masochistische Katzenbesitzer überfürsorglich, diktatorisch oder launisch sein könnten. Die Forscher waren nicht in der Lage, eine Hypothese zu formulieren, warum Hypochonder sich eher für eine Nicht-Familienkatze entschieden, vermuten aber, dass diese Personen möglicherweise eine charakterliche Übereinstimmung mit ihrer Katze festgestellt haben. Vielleicht bevorzugen diese Menschen Katzen, die energischer, unruhiger und distanzierter sind (Eigenschaften, die bei familienfremden Katzen eher üblich sind).

Frühere Untersuchungen haben gezeigt, dass Katzenbesitzer am glücklichsten mit ihren Katzen sind, wenn sie sich in Bezug auf Wärme und Nähe gut abstimmen. Seltsamerweise waren Katzenbesitzer ebenfalls am glücklichsten, wenn sich ihre Katzen in Bezug auf Stärke/Anpassung von ihnen unterschieden. Bei Hunden wurde in der Forschung kein Zusammenhang zwischen dem Neurotizismus des Besitzers und der Hundesorte festgestellt; dennoch ist es wahrscheinlicher, dass Besitzer mit einer hohen Ausprägung von Neurotizismus eine Hundesorte angeben, die allgemein als stark empfunden wird.

Die Studie enthüllte außerdem faszinierende Ergebnisse in Bezug auf Katzen, die im Haus gehalten wurden, im Vergleich zu Katzen, die Zugang zu einer Umgebung im Freien hatten. Katzen, die sich nicht frei im Freien bewegen durften, zeigten mehr stressbedingte Krankheiten. Es ist zwar denkbar, dass die Besitzer von Wohnungskatzen besser in der Lage waren, solche Krankheiten zu erkennen und zu melden. Die Forscher halten das jedoch für unwahrscheinlich, da sich Katzen, die im Haus und im Freien gehalten wurden, in Bezug auf ihr nicht stressbedingtes Wohlbefinden nicht unterschieden. Die Erkenntnisse über Katzen, die im Haus gehalten werden, und über solche, die Zugang ins Freie haben, sind jedoch mit Vorsicht zu genießen, da die meisten Studienteilnehmer im Vereinigten Königreich lebten, wo es Standard ist, dass eine Katze draußen herumstreunen darf (nur 26 % waren reine Wohnungskatzen). Der Stress, dem eine Katze drinnen oder draußen ausgesetzt ist, kann ebenfalls stark vom jeweiligen Freiluftklima abhängen (z. B. ob es sich um eine Großstadt oder eine ländliche Gegend handelt).

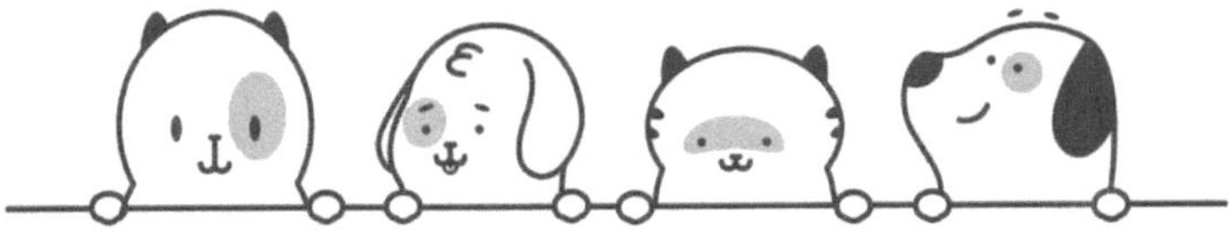

PFERDE UND BESITZER HABEN ÄHNLICHE PERSÖNLICHKEITSMERKMALE

Die meisten Pferdesportler wissen, dass es zahlreiche interessante Persönlichkeitsmerkmale und Eigenschaften von Pferden gibt. Ähnlich wie bei Menschen prägen diese Eigenschaften das Verhalten und die Art und Weise, wie sie mit verschiedenen Situationen umgehen. Es kann einige Zeit in Anspruch nehmen, bis der eigentliche Charakter Ihres Pferdes zum Vorschein kommt, aber haben Sie Geduld! Ihre Eigenheiten und einzigartigen Eigenschaften werden sich nach und nach herauskristallisieren. Sie werden sich wundern, dass Sie sie nicht von Anfang an gesehen haben!

In der Pferdewelt tauchen immer wieder bestimmte vorherrschende Charaktertypen auf. Ihr Pferd könnte einer dieser Klassen angehören oder eine Mischung aus mehreren sein. Wenn Sie die Charaktereigenschaften Ihres Pferdes erkennen, wird es leichter sein, es zu trainieren. Die Verbindung und die Kommunikation zwischen Ihnen und Ihrem Pferd kann sich dadurch erheblich verbessern!

Eine starke Verbindung kann man sich als eine Verbindung zu einer Person oder Sache vorstellen, die eine Reihe von Gefühlen auslöst, auch ohne direkten Kontakt. Pferde und Menschen können diese tiefe Verbindung oder das Vertrauen und die Zuneigung durch Kommunikation, Reiten oder Training und tägliche Pflege fördern.

Bestimmte Pferde können Zeichen der Anerkennung geben, wenn Sie oder andere Personen sich ihnen nähern. Nehmen wir an, es sind andere Pferde in der Nähe und ein Besitzer beschließt, ein anderes Pferd zu umarmen. In diesem Fall könnte das ursprüngliche Pferd Signale geben, die auf den Besitz oder das Verlangen hinweisen, da ein anderes Pferd auf seinem Grundstück eingezogen ist. Das bedeutet jedoch nicht, dass die Handlungen des Pferdes immer wirklich mit seinem Besitzer verbunden sind. Stattdessen kann es einfach nur auf ein weiteres Tier in einem Bereich reagieren, den es als sein Reich oder seinen Lebensraum betrachtet.

Die Art und Weise, wie wir mit unseren Pferden kommunizieren, ist entscheidend für die Verbindung zu ihnen. Beachten Sie immer, dass die Art und Weise, wie wir uns ihnen nähern und mit ihnen sprechen, bestimmte Ziele unterstützen kann, wenn auch nicht ausschließlich. Sich einem Pferd mit Gewalt zu nähern und Befehle zu brüllen, wird zu schlechteren Ergebnissen führen als beispielsweise eine feste, aber sanfte Hand auf die Flanke des Pferdes zu legen und es in aller Ruhe anzusprechen. Das Pferd wird lernen, auf das zu achten, was Sie sagen, und so Ihre grundlegenden Aufforderungen und Befehle leichter verstehen und befolgen. Das Pferd wird lernen, Ihnen zu vertrauen – und baut folglich eine Bindung zu Ihnen auf.

Wenn wir unsere Gefühle verstehen und wissen, wie wir auf bestimmte Emotionen reagieren, können wir auch die Reaktionen und Ziele der Pferde besser verstehen. Wir reagieren vielleicht ängstlich auf Angst oder aufgeregt, wenn wir unsere Freunde und Familie nach langer Zeit wiedersehen. Vielleicht bemerken Sie, dass das Pferd mit Besorgnis reagiert, wenn es mit einer Situation konfrontiert wird, die es nicht kennt. Genauso kann es auf Sie zustürmen, wenn es sich an Sie erinnert.

Es gibt genügend Beweise aus umfangreichen Untersuchungen, die uns zu der Annahme veranlassen, dass es einen Zusammenhang zwischen der begeisterten Verbundenheit eines Hundes mit seinem Besitzer und seiner Fürsorge und Aufmerksamkeit gibt. Wie können wir feststellen, ob das auch bei Pferden der Fall ist? Man kann davon ausgehen, dass sie, wenn sie wissen, wann sie ihr Futter erwarten können, darauf mit Liebe reagieren werden. Man kann davon ausgehen, dass sie auf jemanden, der sich um sie kümmert, nicht negativ reagieren würden.

Hunde selbst können sich in ihren Reaktionen von denen der Pferde unterscheiden. Es ist bekannt, dass Hunde an Eingängen stehen und schmachten, weil sie darauf vertrauen, dass ihre Besitzer zurückkommen werden. Es kann vorkommen, dass sie tragisch oder heftig reagieren, wenn eine andere Person oder andere Tiere versuchen, die Aufmerksamkeit ihres Halters zu erheischen. Es gibt sogar Beweise dafür, dass Hunde die Probleme ihrer Besitzer erkennen und etwa einen niedrigen Blutzuckerspiegel bei Menschen riechen können. Es kann sein, dass sie versuchen, in Ihrer Nähe zu bleiben und darum „bitten“, umarmt zu werden, oder versuchen, sich zu Ihnen zu setzen, was ein deutliches Zeichen für eine Bindung ist. Es ist auch bekannt, dass Hunde den Verlust ihrer Besitzer betrauern, wenn diese sterben, indem sie unmissverständliche Anzeichen von Elend und Unglück zeigen. So sind einige Hunde in der Nähe des Grabes oder des Sterbeortes ihres Besitzers geblieben und haben geweint und sich geweigert zu fressen.

In Anbetracht all dessen liegt die Vermutung nahe, dass zwischen Hunden und ihren Besitzern eine Art tiefe Bindung oder leidenschaftliche Verbindung besteht. Es gibt viele Ähnlichkeiten zwischen den Handlungen von Hunden und Pferden, was darauf hindeuten könnte, dass Pferde ähnliche Arten von Verbindungen eingehen. Allerdings gibt es auch einige wichtige Unterschiede zwischen den beiden Tierarten, die zu beachten sind.

Einige Hunderassen wurden als „Arbeitshunde" gezüchtet. Sie werden dazu angehalten, sich auf bestimmte Weise zu verhalten, um eine Aufgabe zu erfüllen, und sind bei der Arbeit auf die Aufforderung und Unterstützung des Menschen angewiesen. Zwischen dem Hund und dem Menschen kann sich eine tiefere Bindung entwickeln, die auf gemeinsamen Zielen und der Belohnung für die gemeinsame Arbeit beruht. Im Vergleich dazu haben Pferde typischerweise eine Herdenmentalität, bei der sie sich gerne mit Artgenossen zusammentun und sich gegenseitig Trost und Sicherheit geben. Bei der Haltung von Pferden werden die meisten Trainingstechniken eingesetzt, um dem Pferd zu zeigen, dass der Mensch der Herdenchef ist. Das führt zu einer vertrauten Beziehung zum Menschen, sobald das Pferd herausfindet, dass das Vertrauen in den Menschen für die Stabilität der Herde unerlässlich ist.

Außerdem gehen wir mit unseren Hunden spazieren, was sowohl dem Menschen als auch dem Hund die Möglichkeit zur Bewegung bietet und eine wertvolle Verbindung und Vertrauen entstehen lässt. Wir kommunizieren mit Pferden auf vergleichbare Weise. Wenn wir ein Pferd darauf trainieren wollen, sich reiten zu lassen, müssen wir es zunächst dazu bringen, uns zu vertrauen. Die Arbeit mit einem Pferd gibt dem Pferd und dem Menschen ein gemeinsames Ziel, das vielleicht zu einer tieferen Verbindung führen kann – genau wie beim Arbeitshund.

In gewisser Hinsicht blickt das Pferd auf uns, um Zustimmung und Aufforderungen zu erhalten, so wie es dies auch bei seinem Herdenchef tun mag. Das kann ein Zeichen von Vertrauen sein, zeigt aber auch das Vorhandensein einer Arbeitsbeziehung, denn es ist der Vorteil, den der Mensch aus dem Reiten zieht, der den grundlegenden Unterschied zwischen Verbindungen

Gemeinsame Pferdepersönlichkeiten

Herausfordernd

Das schwierige Pferd wird Sie an Ihre Grenzen bringen. Es ist nicht nur der Anführer der Herde, sondern es kann auch versuchen, Sie zu führen! Es kann schwierig sein, seinen Respekt zu gewinnen. Sie haben die Möglichkeit, dieses Pferd effektiv zu reiten, wenn Sie klare und gut getimte Hilfen verwenden. Sie müssen sich jedoch jedes Anzeichen bewusst machen. Hier gibt es keine Nachlässigkeit!

Ängstlich

Ein verängstigtes Pferd wird in der Regel als „Spooked Horse“ bezeichnet. Sie können an neuen Orten oder in neuen Situationen ängstlich werden. Sie haben einen starken Drang zu fliehen. Es bedarf einer erfahrenen und geduldigen Person, um das Vertrauen dieser Pferde zu gewinnen. Reiter und Betreuer sollten immer auf ihre Umgebung achten, da ängstliche Pferde schnell und heftig reagieren. Lassen Sie sich von diesem Pferdetyp nicht überrumpeln.

Mürrisch

Legt Ihr Pferd die ganze Zeit die Ohren an? Dann könnte es sein, dass Sie einen Muffel haben. Dieses Pferd interessiert sich nicht für Menschen, den Stall und sogar für andere Pferde. Alles scheint sie unglücklich zu machen! Diese Pferde sieht man häufig mit angelegten Ohren, einem zischenden Schweif und gefletschten Reißzähnen. Mürrische Pferde haben keine Skrupel, zu beißen oder zu treten! Du brauchst schnelle Reflexe.

Empfindlich

Ein sensibles Pferd wird von manchen Reitern als Gewinn angesehen. In den falschen Händen kann dieser Pferdetyp jedoch gefährlich sein. Ein sensibles Pferd ist in der Regel vorwärtsgerichtet im Sattel, reagiert leicht auf Hilfen und arbeitet hart. Auf der anderen Seite sind sie bereit, sich angreifbar zu machen. Wenn diese Pferde die Hilfen nicht richtig verstehen, können sie in Panik geraten oder fliehen. Sie bringen die besten Leistungen, wenn sie von einem erfahrenen Reiter geritten werden.

Leichtfüßig

Das leichtfüßige Pferd ist sanft und verständnisvoll, was es ideal für Reitanfänger macht. Sie werden nicht wütend, wenn die Hilfen nicht korrekt sind. Sie sind sehr nachsichtig! Ihr ruhiges Verhalten ermöglicht es ihnen, neue Ereignisse mit Leichtigkeit zu bewältigen. Allerdings sind sie ein wenig träge. Dem entspannten Pferd fehlt vielleicht der nötige Schwung, um sich auf Turnieren im Siegerkreis zu platzieren. Dennoch werden sie Ihnen großes Vertrauen entgegenbringen!

Sozial

Diese Pferde mischen sich in jedermanns Angelegenheiten ein. Sie sind diejenigen, die ihre Köpfe über die Stalltüren hängen lassen und verlangen, dass man sie kratzt oder streichelt! Ein Pferd, das sich für seine Umgebung interessiert, kann eine wunderbare Sache sein. Sie sind gehorsam und relativ einfach zu erziehen. Auf der anderen Seite haben diese Pferde eine kürzere Aufmerksamkeitsspanne und können anspruchsvoll sein. Sie bestehen außerdem auf Nähe.

Diese Gruppe ist für Pferdesportler Gold wert, denn sie sind loyal und fleißig. Ihre Eigenschaften sind mit denen von sensiblen Menschen vergleichbar. Dieses Pferd neigt dazu, vorausschauend zu sein, an den Hilfen zu arbeiten und schnell zu reagieren. Man muss ihnen die Dinge nicht zweimal sagen. Obwohl sie eine unglaubliche Arbeitsmoral haben, können sie bei unerfahrenen Reitern ungeduldig werden. Die Hilfen müssen scharf und verständlich sein, weil sie so eifrig sind, zu gefallen.

Die meisten Pferde lassen sich in mehrere Gruppen einteilen, aber eine Gruppe hebt sich in der Regel von den anderen ab. Je nach Ihren Bedürfnissen können bestimmte Pferde für Sie damit besser geeignet sein als andere. Ein gelassenes Pferd ist am besten für Anfänger oder zögerliche Reiter geeignet, während erfahrene Reiter meist einen sensiblen Typ bevorzugen.

Merkmale von Pferden: Körperbau, Verhalten und Wissenswertes

Es ist faszinierend zu erfahren, dass alle Pferde ähnliche Eigenschaften haben, auch wenn sie unterschiedlich aufgezogen und für verschiedene Zwecke eingesetzt werden. Pferde sind einzigartige Individuen, doch einige physische und verhaltensbezogene Merkmale sind universell.

Pferde haben eine Reihe von körperlichen Eigenschaften, die sie von anderen Tieren unterscheiden, darunter große Hufe, große Augen und einen kleinen Bauch. Pferde haben auch besondere Gewohnheiten, wie z. B. den ganzen Tag zu grasen und zu flüchten, wenn sie Gefahr wittern. Hinzu kommen weitere bemerkenswerte Eigenschaften, darunter die Unfähigkeit, sich zu übergeben (auch wenn sie es wollen), und die Fähigkeit, im Stehen zu schlafen.

Hier sind einige der wichtigsten Merkmale, die beinahe alle Pferde aufweisen:

1. **Beutetiere**

Pferde sind Beutetiere und daher ständig auf der Suche nach Gefahren. Die meisten Pferde lassen sich durch Dinge erschrecken, die Menschen vielleicht nicht als gefährlich ansehen.

Als Reiter müssen Sie Ihrem Pferd unbedingt beibringen, nicht ängstlich zu sein, und es desensibilisieren, damit es nicht bei jedem lauten Geräusch in der Nähe aufschreckt, was dazu führen könnte, dass es wegläuft, bevor Sie überhaupt merken, was los ist.

2. **Warnung**

Ihr Pferd ist ständig auf der Suche nach Gefahren, nimmt seine Umgebung sehr genau wahr und ist sich ihrer jederzeit bewusst. Deshalb wird Ihr „Kumpel" seine Ohren jederzeit in verschiedene Richtungen ausrichten, in der Hoffnung, ein Geräusch aufzuschnappen, das Sie vielleicht nicht gehört haben.

Pferde kommunizieren über weite Entfernungen durch das Anlegen der Ohren und subtile Bewegungen wie das Schwanzwedeln. Vielleicht kennen Sie den Begriff „Pferdesinn". „Er bezieht sich auf das scharfe Gespür des Pferdes für die Bedrohungen, die es umgeben. Es ist das, was ein Pferd sicher macht, und ihm ermöglicht, Gefahren zu vermeiden.

3. **Geschöpfe der Gewohnheit**

Das Füttern, Striegeln und Trainieren Ihres Pferdes jeden Morgen ist eine gute Angewohnheit, die Sie entwickeln sollten. Pferde sind Gewohnheitstiere, die den ganzen Tag über Ereignisse vorhersehen, weshalb sie in der Regel gesünder sind und bessere Leistungen erbringen, wenn sie einen festen Zeitplan haben.

4. **Herdentiere**

Pferde sind Herdentiere, die sich für Sicherheit und Freundschaft aufeinander verlassen. In jeder Herde gibt es eine „Hackordnung" und jedes Pferd hat eine bestimmte Funktion oder Verpflichtung. Diese Aufgaben sorgen dafür, dass die Mitglieder sicher und organisiert sind.

Während der Hauptthengst und die Hauptstute nach Raubtieren wie Wölfen, Berglöwen und Kojoten Ausschau halten, übernehmen andere Pferde Aufgaben wie die Wache, die Versorgung der Neugeborenen und das Weiden, sodass sie nicht alle gleichzeitig fressen müssen – sie arbeiten zusammen!

5. **Empfindliche Tiere**

Pferde sind hochsensible und emotionale Tiere, die tiefe emotionale Beziehungen zu Menschen aufbauen können. Die meisten Pferde bevorzugen es, mit anderen zusammen zu sein, ob sie nun in einer Herde grasen oder die Freundschaft eines menschlichen Begleiters genießen.

6. **Pflanzenfresser**

Pferde sind Pflanzenfresser, das heißt, sie fressen Gras und Heu, um stark zu bleiben und ihren Nährstoffbedarf zu decken. Darüber hinaus benötigen schwer arbeitende Pferde möglicherweise eine getreidehaltige Ernährung, um zusätzliche Energie zu erhalten.

Drei Verhaltensweisen, die Pferde zeigen

Wenn wir das Verhalten von Pferden verstehen, können wir uns besser um unsere Tiere kümmern und sicherstellen, dass ihre Bedürfnisse befriedigt werden.

1. **Die Pferde grasen den größten Teil des Tages.**

Pferde gibt es schon seit etwa 25 Millionen Jahren. Sie haben sich so entwickelt, dass sie in Gebieten mit minderwertiger Nahrung leben können, indem sie die meiste Zeit des Tages grasen. Auf den Feldern der eurasischen Steppe entwickelten Pferde diese erstaunliche Fähigkeit, sich zu konzentrieren und Nährstoffe auch aus dem schlechtesten Futter zu ziehen.

Ihr Pferd grast nicht aus Lethargie den ganzen Tag, sondern weil es das braucht. Zu den Fressgewohnheiten von Pferden gehört eine langsame, gleichmäßige Verdauung.

Pferde, die in Boxen untergebracht sind, brauchen Auslauf, damit sie gesund und fit bleiben! Pferde sind normalerweise sehr aufgeschlossen gegenüber Temperaturschwankungen und auf der Weide können sie ungeheuren Schwankungen ausgesetzt sein.

Pferde passen sich sehr gut an diese Temperaturen an; dennoch können sich ihre Bedürfnisse je nach Alter, Aktivitätsniveau und allgemeinem Wohlbefinden ändern. Jüngere Pferde benötigen abends oder bei kalten Außentemperaturen wahrscheinlich keine Decke, während ältere Pferde eine Pferdedecke benötigen, um sich bei niedrigen Temperaturen warm zu halten.

2. **Pferde kommunizieren durch Körpersprache.**

Pferde haben ihre eigene Sprache und der Mensch muss sie verstehen, um sie effektiv zu trainieren. Zu ihrer Sprache gehören das Wiehern, das Anlegen des Kopfes, das Anlegen der Ohren, wenn sie aufgeregt sind, und andere Formen der nonverbalen Kommunikation. Pferde kommunizieren untereinander genauso wie Menschen. Sie sind soziale Tiere, die ein tiefes Verständnis für die Gefühle der anderen haben.

3. **Pferde müssen sich bewegen.**

Einige der Organe eines Pferdes müssen sich bewegen, damit sie richtig funktionieren. Sie verbringen praktisch ihre gesamte wache Zeit im Freien, entweder auf der Suche nach Futter, auf der Weide oder auf dem Weg zu einer Wasserquelle. Pferde müssen aus verschiedenen Gründen laufen, unter anderem, um ihre Hufe abzunutzen und ihr Blut in Bewegung zu halten. Der Huf fungiert als Pumpe, die das Blut zum Herzen des Pferdes zurückführt.

Damit Ihr Pferd gesund bleibt, sollten Sie es so unterbringen, dass es sich so viel wie möglich bewegen kann. Wenn Ihr Pferd in einer Box gehalten wird, müssen Sie es jeden Tag rauslassen, damit es sich bewegen kann.

Menschliche Merkmale von Pferden

Ihr Pferd ist vielleicht menschlicher, als Sie denken! Pferde weisen vier menschliche Eigenschaften auf.

1. **Pferde können menschliche Gefühle lesen.**

Ein Pferd hat eine unheimliche Fähigkeit, seinen Menschen zu lesen. Es kann sofort erkennen, wenn ein Reiter unzufrieden oder ängstlich ist.

Buck Brannaman hat das brillant zusammengefasst: „Das Pferd ist ein Spiegelbild deiner Seele und was du im Spiegel siehst, ist nicht immer schmeichelhaft. „

Das bedeutet, dass ein Pferd Ihre Gefühle widerspiegeln und gelegentlich sogar Aspekte Ihrer Persönlichkeit offenbaren kann, derer Sie sich nicht bewusst sind.

2. **Pferde und Menschen sind sich körperlich ziemlich ähnlich.**

Es mag absurd erscheinen, dass Pferde und Menschen vergleichbare körperliche Eigenschaften haben, aber doch stimmt es. Pferde haben zwar eine größere Knochenstruktur, aber Menschen und Pferde haben eine ähnliche Anzahl von Knochen: ein Pferd hat 205 Knochen, während der Mensch 206 Knochen hat. Obwohl beide Tiere einen einzigen Magen und ein einziges Becken haben, können die Mägen von Pferden die Zellulosefasern aus dem Gras verdauen, das sie fressen, während die Mägen von Menschen dies nicht können.

3. **Pferde sind schlau.**
Pferde sind intelligent und sie können für eine Vielzahl von Sportarten und Leistungen ausgebildet werden.

4. **Pferde haben ein gutes Gedächtnis.**
Wie die meisten Menschen haben auch Pferde ein ausgezeichnetes Gedächtnis. Sie verzeihen, aber sie vergessen nicht!

Die Merkmale des Pferdes nach dem chinesischen Tierkreiszeichen

In der chinesischen Kultur ist jedes Jahr mit einem Tier verbunden, das die Eigenschaften der in diesem Jahr geborenen Personen symbolisiert. Menschen, die im Jahr des Pferdes geboren sind, gelten als intelligent, unabhängig, erfolgreich und ehrgeizig – alles Eigenschaften, die Ihnen helfen können, Ihre Ziele zu erreichen.

Was sind die wichtigsten Pferderassen?

Pferde werden in der Regel nur dann feindselig oder grob, wenn Menschen oder andere Tiere sie schlecht behandeln, da sie grundsätzlich dazu neigen, Konfrontationen zu vermeiden, anstatt zu kämpfen. Wenn sie jedoch konfrontiert werden, sind heißblütige Pferderassen wie Vollblüter, Araber, Akhal-Tekes und Barbs die ersten, die sich wehren.

Dog

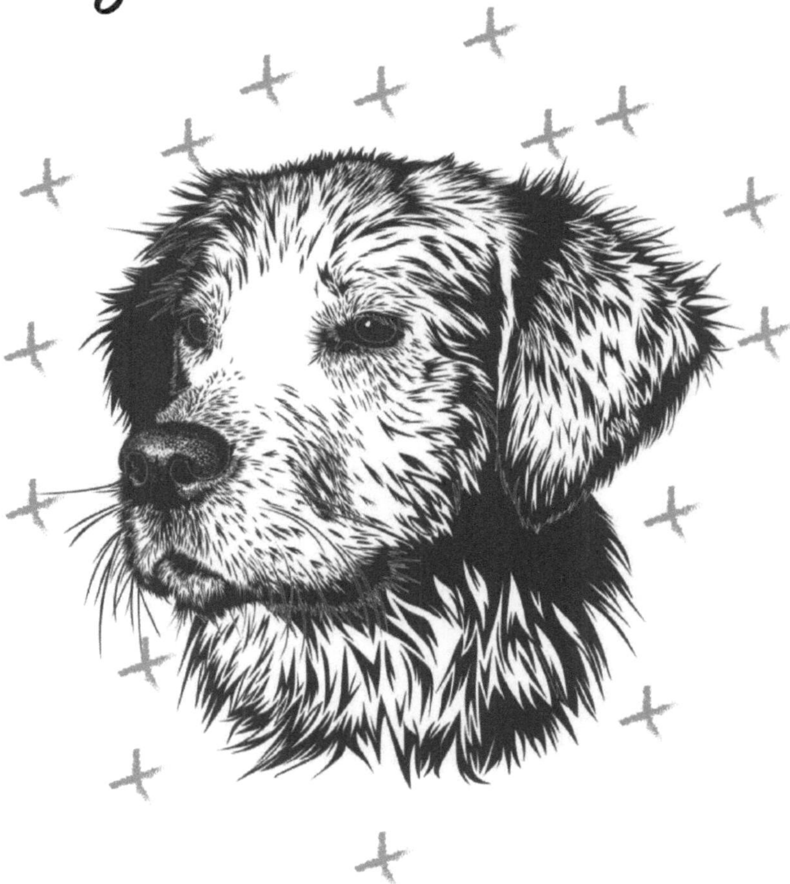

THERAPIEHUNDE

Vor dem Hintergrund der bisherigen Schilderungen zu den gesundheitlichen Effekten des Einsatzes von Hunden erscheint es nur folgerichtig, dass Therapiehunde immer beliebter werden. Therapiehunde spenden ängstlichen Menschen Trost, trösten Trauernde oder Einsame und schenken Menschen in Einrichtungen wie Krankenhäusern, Pflegeheimen und Schulen Zuneigung. Wenn Sie einen freundlichen, gut erzogenen Hund haben, der gerne mit Menschen zusammen ist, fragen Sie und andere Hundebesitzer sich vielleicht, wie Therapiehunde ausgebildet werden.

Was ist ein Therapiehund?

Ein Therapiehund spendet denjenigen Trost und Zuneigung, die sich in einer Einrichtung aufhalten oder die von Haustierbesuchen profitieren, um mit einem körperlichen oder emotionalen Problem fertig zu werden. Therapiehunde sind keine Diensthunde, die eine bestimmte Dienstleistung für eine Person mit einer Behinderung erbringen und gemäß dem *Americans with Disabilities Act* (ADA) uneingeschränkten Zugang zur Öffentlichkeit haben. Sie sind auch keine Tiere zur emotionalen Unterstützung, die eine Verordnung von einem Arzt benötigen, aber keine spezielle Ausbildung oder Zertifizierung zur Erfüllung ihrer Aufgaben benötigen.

Warum einen Therapiehund ausbilden?

Therapiehunde bieten zahlreiche körperliche Vorteile für die Menschen, die sie besuchen. Sie können dazu beitragen, den Blutdruck und die Herzfrequenz zu senken und den Endorphin- und Oxytocinspiegel der Patienten zu erhöhen. Dies ist jedoch keine Einbahnstraße. In Studien wurde nachgewiesen, dass Therapiehunde von ihrer Arbeit profitieren. Therapiehunde weisen einen höheren Endorphin- und Oxytocinspiegel auf als normale Familienhunde.

Sie können Ihren Hund jedoch nicht einfach etwa zu einem Verwandten ins Krankenhaus mitnehmen. Therapiehunde müssen von einer anerkannten Stelle zertifiziert und dann bei ihr registriert werden. Die Zertifizierung ist jedoch nur der letzte Schritt auf dem langen Weg zum Therapiehund, der Temperamentstests, Ausbildung und vieles mehr umfasst.

Kann jeder Hund ein Therapiehund sein?

Auch wenn Ihre Hunde Ihnen unendlich viel Liebe und Zuneigung entgegenbringen, qualifiziert sie das nicht automatisch für die Therapiearbeit. Und nur weil Sie ein sympathischer Mensch sind, sind Sie vielleicht nicht die ideale Ergänzung für eine Hundetherapiegruppe. Was macht also einen guten Therapiehund aus? Und wie können Hundeführer zu effektiven Therapiehundehaltern werden?

Therapiehunde haben wahrscheinlich bereits das Erwachsenenalter erreicht, da zahlreiche Verbände keine Hunde unter einem Jahr zulassen. Außerdem erwarten viele Verbände, dass die Hunde einen Gehorsams- und Verhaltenstest bestehen. Keehn, der Hunde für die Prüfungen ausbildet und beurteilt, bestätigt, dass die in diesen Prüfungen enthaltenen Komponenten entscheidend sind, wenn ein Hund als Behandlungshund eingesetzt werden soll. Ein Hund, der nicht in der Lage ist, auf ein Zeichen hin zu gehen oder mit Kindern zu kommunizieren, wird in diesem Bereich der Haustierarbeit keinen Erfolg haben.

Alter und Rasse hingegen sind irrelevant. Keehn hat schon Hunde ausgebildet, die so klein waren wie ein vier Pfund schwerer Yorkshire Terrier und so alt wie ein 13 Jahre alter Beagle – und beide haben alle Tests ohne Probleme bestanden. Um sicherzugehen, dass die Hunde nicht ausschließlich bei vertrauten Personen das gewünschte Verhalten zeigen, prüft Keehn nur Hunde, die sie nicht selbst ausgebildet hat. Die erfolgreichsten Hunde sollten nicht nur alle Gehorsams- und Temperamentstests bestehen, sondern auch ein normales, freundliches Verhalten haben, nicht übermäßig jugendlich oder verspielt sein und die Arbeit genießen und „brauchen".

„Die meisten Hunde lieben Beschäftigungen", sagt Keehn. „Zu Hause kann die Beschäftigung Ihres Hundes einfach darin bestehen, in Ihrer Nähe zu klettern oder etwas anderes zu tun. Auf jeden Fall mögen die meisten Hunde irgendeine Art von Arbeit – und die Therapiearbeit ist eine großartige Beschäftigung für sie. Es ist nicht vernünftig, einem Hund eine Aufgabe zu geben, die er nicht braucht."

Könnte Ihr Hund ein guter Therapiehund sein?

Keehn empfiehlt, den Hund zunächst aufmerksam und unvoreingenommen zu beobachten, um sein tatsächliches Verhalten so neutral wie möglich einschätzen zu können.

Überlegen Sie insbesondere, ob Ihr Hund es genießt, Aufmerksamkeit von anderen Personen zu erhalten.

„Schätzt der Hund wirklich den Umgang mit neuen Menschen in verschiedenen Situationen?", fragt Keehn. „Sucht er die Rücksichtnahme von Menschen und hat er eine ruhige Einstellung? Es kann durchaus sein, dass er in Ihrem Wohnzimmer der liebste Hund ist, aber anderswo nicht. Meistens brauchen Menschen in einer Behandlungssituation einfach einen Hund, der sich in ihre Nähe setzt und sich streicheln lässt."

Um es klar und deutlich zu sagen: Therapiehundebewerber sind im Allgemeinen ruhig, angenehm und warmherzig gegenüber Außenstehenden. Sie sind auch bereit, sich ihren Hundeführern zu unterwerfen. Ferner sind sie sehr vielseitig und unbeeindruckt von neuen Aufregungen, ungewohnten Umständen, Gerüchen und bisher unbekannten Geräten. Die meisten Therapiehundeverbände verlangen, dass die von ihnen geförderten Therapiehunde solide und gut ausgebildet sind und sich regelmäßigen Gesundheitsuntersuchungen unterziehen.

Wären Sie ein guter Therapiehundeführer?

Die Vorbereitung eines Therapiehundes kann sowohl für den Hund als auch für den Halter neue Begegnungen mit sich bringen. Die Realität des Hundes öffnet sich in einem größeren Rahmen, und als Team unterstützen Sie Ihr lokales Umfeld. Keehn schlägt vor, sich in einer öffentlichen oder nahe gelegenen Behandlungsgruppe anzumelden, die Zusammenkünfte veranstaltet. Auf diese Weise finden sowohl Sie als auch Ihr Hund neue Gefährten mit einem gemeinsamen Ziel. Sie betont außerdem, dass die Arbeit mit Therapiehunden sowohl für den Menschen als auch für den Hund von Vorteil ist. Sie weist außerdem darauf hin, dass Hundeführer und Hund zwar zusammenarbeiten, aber damit rechnen müssen, dass sie während des Prozesses auch unvorhergesehene Rollen einnehmen müssen. In diesem Sinne sollte der menschliche Hundeführer in der Lage sein, effektiv mit den Menschen zu kommunizieren, die eine tiergestützte Therapie erhalten.

„Sich selbst zu entkommen und die Umgebung zu belohnen, kann das eigene psychologische und tatsächliche Wohlbefinden fördern", sagt Keehn. „Wenn Sie einen Hund in eine Veteranenvereinigung oder eine Notfallklinik bringen, sind Sie vielleicht die wichtigste nicht-therapeutische Person, die die Patienten sehen. Es könnte durchaus sein, dass die Unterhaltung mit Ihnen für sie das erste persönliche Gespräch seit langer Zeit ist. Als Betreuer des Therapiehundes müssen Sie entsprechend bereit sein, Kontakte mit Patienten zuzulassen. Es könnte daher sinnvoll sein, einen Therapiehunde-Ausbildungskurs zu besuchen, der auf derartige Situationen vorbereitet."

Ein weiterer Ratschlag für neue Hundeführer ist, sich von einem anderen Hundeführer, der weiß, wie man einen Therapiehund ausbildet, coachen oder anleiten zu lassen. Sie sind damit vertraut, was während der Sitzungen passieren kann, und können wertvolle Hinweise geben, die Sie sonst erst zu einem späteren Zeitpunkt lernen würden. Vorbereitung ist der Schlüssel zum Erfolg. In jedem Falle aber, so Keehn, sollten Sie auf das Material, das Therapiehundeverbände und -vereine zur Verfügung stellen, zurückgreifen, um sich auf Ihre Aufgabe vorzubereiten.

Außerdem können Sie häufig auswählen, wo Sie und Ihr Hund arbeiten. Wenn Ihr Hund Kinder liebt, können Sie Schulen oder Bibliotheken aufsuchen. Wenn Sie jedoch keine Kinder mögen, können Sie sich für die Arbeit in Haushalten entscheiden, wo Sie hauptsächlich mit Erwachsenen und älteren Menschen arbeiten.

Wie werden Therapiehunde ausgebildet?

Je nach Wunsch und Budget kann man sich entscheiden, einen Therapiehund selbst oder mit professioneller Unterstützung auf die Prüfung vorzubereiten. Keehn, die Hundebesitzern bei der Vorbereitung ihrer Hunde als Teil einer Therapiegruppe hilft, empfiehlt, nach einem Verband zu suchen, der auf seinen Websites erfahrene Trainer aufführt.

Sich auf eine private Vorbereitung und Ausbildung zu verlassen, kann sehr kostspielig sein. Daher empfiehlt Keehn, gezielt passendes Material auszuwählen. Nutzen Sie, wenn Sie keinen Kurs besuchen möchten, alle verfügbaren Ressourcen, die etwa viaa YouTube oder über die örtliche Bibliothek kostenlos zur Verfügung gestellt werden. Die Teilnahme an einem Gruppenkurs für Hunde ist eine weitere gute Option, die unter Umständen erschwinglicher ist als privates Training. Ein solches Training, insbesondere wenn es durch positive Verstärkung und ermutigendes Feedback erfolgt, zeitigt in der Regel auch über den Therapiekontext hinaus sinnvolle Effekte. So stärkt es etwa die Bindung zwischen Hundeführer und Hund.

„Jedes Mal, wenn Sie mit Ihrem Hund kommunizieren, lernt er etwas dazu“, bekräftigt Keehn. „Bauen Sie das Verhalten auf, das Sie brauchen. Überfordern Sie Ihren Hund dabei jedoch nicht, sondern gehen Sie auf seine Vorkenntnisse und

Bedürfnisse ein. Seien Sie überdies klar in Ihrer Kommunikation mit nonverbalen und verbalen Zeichen. Sie müssen den Hund nicht ansprechen. Sie finden heraus, wie sie ihren wesentlichen Impulsen folgen können, um sich zu setzen und sich irgendwo hinzusetzen und das zu tun, was ihnen angenehm ist."

Der Zertifizierungsprozess für Therapiehunde

Um sich als zertifizierter Therapiehund zu qualifizieren, muss ein Hund einen Test bestehen, bei dem sein Temperament und seine Gehorsamkeit geprüft werden, die beiden Grundpfeiler einer effektiven Hundetherapie. Das Zertifizierungsverfahren ist von Organisation zu Organisation unterschiedlich.

Einige Gruppen führen einen Gehorsams- und Wesenstest durch, bevor sie Sie zu mehreren Einsätzen begleiten, um das Tier in Aktion zu beobachten. Manche Prüfungen werden einzeln durchgeführt, andere, wie *Comfort Caring Dogs*, führen Gruppentests durch. „Wir verlangen nicht, dass sie die ganze Zeit arbeiten", sagt Harantschuk über den Test von CCD, der zwischen neunzig Minuten und zwei Stunden dauern kann. „Wir behalten sie lange bei uns, damit wir sie kennenlernen können." Da die Wahl der Zertifizierungsorganisation in erster Linie von Ihren Bedürfnissen und Interessen abhängt, rät Harantschuk, so viel wie möglich zu recherchieren, bevor Sie sich für eine Prüfung entscheiden.

Nach Angaben von Katie Whiteley, Operations Lead, verlangt die *Alliance of Therapy Dogs* vor der Zertifizierungsprüfung eine Hintergrundprüfung. Danach müssen zertifizierte Freiwillige mindestens einmal alle drei Monate therapeutische Besuche machen, um ihre Zertifizierung und ihren Therapiehundestatus aufrechtzuerhalten. (Aufgrund von Covid-19 ist diese Regel vorübergehend ausgesetzt.)

Die Vorteile einer Therapiehunde-Zertifizierung

Wenn Ihr Hund Ihrer Meinung nach das richtige Temperament hat, um ein Therapiehund zu werden, besteht der nächste Schritt darin, eine Ausbildungsorganisation zu finden, die Prüfung zu absolvieren und sich zertifizieren zu lassen.

Einige Gruppen oder Einrichtungen erlauben Ihnen zwar, Ihren Hund ohne Zertifizierung mitzubringen, doch Harantschuk rät aus Gründen Ihrer Sicherheit und der Sicherheit Ihres Hundes und der Personen, die mit Ihrem Hund interagieren, dringend davon ab. Auch wenn Sie ein Familienmitglied in einem Pflegeheim außerhalb des Zertifizierungsverfahrens für Therapiehunde besuchen möchten, raten Experten dringend davon ab. Der Zugang zu ehrenamtlichen Tätigkeiten, Versicherungsschutz im Rahmen der Tätigkeit und ein Zertifikat, das die Fähigkeiten des Hundes nachweist sind die drei wichtigsten Vorteile der Therapiehunde-Zertifizierung. Ein Versicherungsschutz ist dabei von entscheidender Bedeutung, da Fehler und Unfälle passieren können und für den Besuch der meisten Einrichtungen, in denen Therapiehunde eingesetzt werden, eine Haftpflichtversicherung erforderlich ist – eine solche aber ist ohne Zertifizierung kaum zu bekommen.

Manche Therapiehundeführer wissen zwar genau, wo sie sich ehrenamtlich engagieren wollen – etwa in der örtlichen Bibliothek oder im Altenheim, in dem ein Familienmitglied untergebracht ist –, doch das trifft nicht auf alle Therapiehundeführer zu. Die meisten zertifizierenden Organisationen helfen den Hundeführern bei der Suche nach Einrichtungen, die ihren Anforderungen und Interessen entsprechen.

Horse

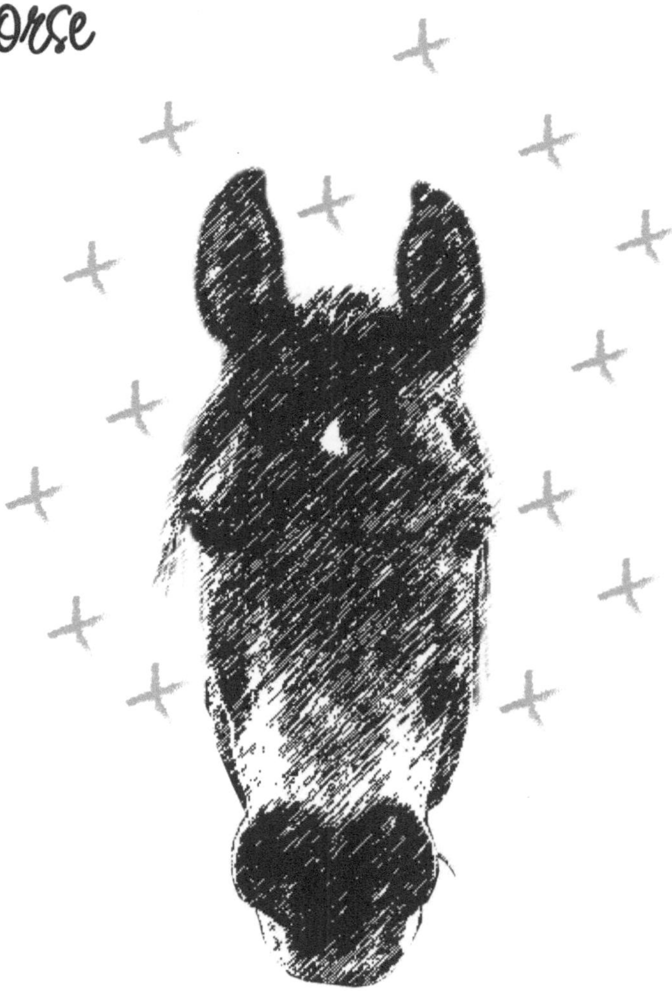

THERAPIEPFERDE

Viele Menschen sind überrascht, wenn sie erfahren, dass Pferde, die oft nur als landwirtschaftliche Arbeitskräfte, Sporttiere oder Reitbegleiter angesehen werden, eine große emotionale Unterstützung bieten können. Doch auch Pferde werden in therapeutischen Einrichtungen eingesetzt, um Klienten bei der Bewältigung komplexer emotionaler Ereignisse zu helfen.

Was ist pferdegestützte Therapie?

Pferde werden im therapeutischen Prozess in der so genannten pferdegestützten Therapie eingesetzt. Unter der Aufsicht einer Fachkraft nehmen die Teilnehmer an Aktivitäten wie dem Striegeln, Füttern und Führen eines Pferdes teil.

Zu den Hauptzielen dieser Art von Behandlung gehört es, Patienten dabei zu unterstützen, Verantwortung und Verpflichtungen zu übernehmen, einem Tagesplan zu folgen, soziale Kompetenzen aufzubauen oder das Selbstvertrauen zu stärken. Da ausgewachsene Pferde zwischen 400 und 900 Kilogramm oder mehr wiegen, kann es sich zunächst etwas beängstigend anfühlen, ein solches Tier an Ihren Behandlungssitzungen teilnehmen zu lassen. Dennoch erfreuen sich pferdegestützte Behandlungen aufgrund der zunehmenden empirischen Evidenz der Wirksamkeit immer größerer Beliebtheit.

Geschichte der Pferdetherapie

Die Idee, Pferde zu Heilzwecken einzusetzen, ist nicht besonders neu. Vielmehr werden Pferde schon seit der Zeit der alten Griechen zu therapeutischen Zwecken eingesetzt. So befasste sich schon der griechische Arzt Hippokrates, der als „Vater der Medizin" bekannt ist, mit der heilenden Wirkung des Reitens.

In den 1950er- und 1960er-Jahren wurde das Reiten als Therapieform jedoch erst wirklich populär. Im Jahr 1969 wurde die *North American Riding for Handicapped Association* gegründet, aus der später die *Professional Association of Therapeutic Horsemanship* (PATH) hervorging.

Wem können Pferde helfen?

Die pferdegestützte Psychotherapie (EAP) kann bei einer Vielzahl von Menschen und in verschiedenen Settings eingesetzt werden. In der Tat können Pferde bei Einzelpersonen, Familien und anderen Gruppen eingesetzt werden. Die pferdegestützte Psychotherapie ist zwar in der Regel nicht die einzige Behandlungsform, sie kann jedoch ein integrales therapeutisches Hilfsmittel sein, das in Verbindung mit anderen Standardbehandlungsmethoden eingesetzt werden kann.

EAP bietet eine ganz andere Begegnung als herkömmliche Behandlungen, bei denen vor allem geredet wird. Es bringt den Einzelnen nach draußen und bietet die Möglichkeit, alle Fähigkeiten zu nutzen, während er seine inneren Herausforderungen erforscht und bewältigt.

Pferde, Kinder und Teenager

Die pferdegestützte Psychotherapie kann für Kinder und Jugendliche eine ähnlich sinnvolle Behandlungsoption sein wie für erwachsene Patienten. Wie bei Erwachsenen können auch bei Jugendlichen und Heranwachsenden Verletzungen, Unbehagen, Trauer, PTBS und mehr auftreten.

Die Behandlung mit Pferden bietet jüngeren Patienten ein heilendes Klima, das sich für einige wesentlich einladender anfühlen kann als das in einer herkömmlichen Therapie. Die meisten Kinder, die sich für die EAP interessieren, sind zwischen 6 und 18 Jahre alt.

Kindern fällt es oft schwer, sich zu öffnen und mit komplizierten Gefühlen und Emotionen umzugehen. Die pferdegestützte Psychotherapie ermöglicht es jungen Menschen, emotionale Probleme zu erkennen und daran zu arbeiten:

- Steigerung der Durchsetzungsfähigkeit
- Wachsendes Selbstvertrauen
- Aufbau und Pflege von Beziehungen
- Verbesserung des emotionalen Bewusstseins
- Lernen, mehr Empathie zu zeigen
- Verbesserung der Impulskontrolle
- Entwicklung von Problemlösungsfähigkeiten
- Erlangung sozialer Kompetenzen
- Vertrauen in andere
- Vertrauen in **sich selbst**
- Steigerung der Anpassungsfähigkeit
- Höhere Toleranz gegenüber Belastungen
- Mehr emotionales Bewusstsein
- Größere Unabhängigkeit

- Verbesserte Impulskontrolle
- Höheres Selbstwertgefühl
- Stärkeres soziales Bewusstsein
- Verbesserte soziale Beziehungen

Die Vorteile von Pferden in der Praxis der Heimtiertherapie
Pferde haben einzigartige Eigenschaften, die dazu geführt haben, dass sie mittlerweile häufig im Rahmen tiergestützter Therapien eingesetzt werden. Laut dem Experten für Angstzustände, Dr. Robin Zasio, bringen Pferde die folgenden besonderen Eigenschaften in den Therapieprozess ein:

Unvoreingenommen und unparteiisch
Auch wenn Menschen, insbesondere Therapeuten, bestrebt sind, ein sicheres Umfeld zu schaffen, um tiefgreifende emotionale Traumata und unangenehme Erfahrungen zu untersuchen, kann es für Klienten schwierig sein, ihre Gedanken offen zu besprechen. Da die Teilnehmer darauf hinarbeiten, Vertrauen aufzubauen und sich in der Sitzung verletzlich zu zeigen, kann die Entwicklung einer therapeutischen Beziehung einige Zeit dauern.

Die Anwesenheit des Pferdes kann jedoch ein Gefühl der Beruhigung vermitteln, da es nur auf die Handlungen und Emotionen des Klienten reagiert, ohne dass die Gefahr einer Voreingenommenheit oder eines Urteils über dessen emotionale Erfahrungen besteht.

Feedback und Spiegelung
Pferde sind hervorragende Beobachter, die immer auf der Suche nach Bewegung und Ausdruck sind. Sie ahmen häufig die Handlungen oder Gefühle ihrer Klienten nach und vermitteln

ihnen so ein Gefühl des Verstehens und der Verbundenheit, wodurch sie sich sicher fühlen. Außerdem helfen sie den Patienten so, einen besseren Zugang zu den eigenen Gefühlen zu erhalten.

Management der Verwundbarkeit

Wenn Patienten versuchen, sich über emotionale Themen, vergangene Erfahrungen oder Lebensübergänge zu öffnen, fühlen sie sich möglicherweise bloßgestellt. Das Pferd kann ein Bezugspunkt für die Verarbeitung dieser Gefühle und Emotionen sein.

Wenn etwas zu schmerzhaft ist, um darüber zu sprechen, fällt es den Klienten vielleicht leichter, es zu verarbeiten, indem sie das Pferd als Beispiel verwenden oder ihre Erfahrungen mit den Erfahrungen des Pferdes in Einklang bringen. Die Externalisierung ihrer Emotionen kann Menschen helfen, sich ihnen zu nähern und sie leichter zu verstehen.

Auch Pferde müssen sich anstrengen. Sie müssen regelmäßig gefüttert, mit Wasser versorgt, trainiert und gestriegelt werden. Diese Art der Zuwendung ist oft therapeutisch wertvoll. Sie hilft bei der Schaffung von Routinen und Strukturen. Außerdem kann die Pflege und Versorgung eines anderen Lebewesens die Entwicklung von Empathie fördern.

Probleme, bei denen die pferdegestützte Therapie helfen kann

Es gibt immer mehr Belege für die Wirksamkeit der pferdegestützten Therapie bei der Behandlung einer Vielzahl von Beschwerden:

Angststörungen

Rund 17 Millionen Menschen in den Vereinigten Staaten leiden unter Angsterkrankungen. Obwohl die meisten Menschen irgendwann in ihrem Leben Angstzustände erleben, insbesondere wenn sie mit Veränderungen oder Ungewissheit konfrontiert werden, gibt es Fälle, in denen Angstzustände klinische Diagnosekriterien erfüllen. Zu den Angststörungen gehören unter anderem die folgenden:

- Agoraphobie
- Generalisierte Angststörung
- Panikstörung
- Trennungsangst
- Selektiver Mutismus
- Soziale Angststörung
- Spezifische Phobie

Viele Menschen, die mit einem hohen Maß an Nervosität zu kämpfen haben, sind im Stress über ihre Vergangenheit gefangen und fürchten sich deshalb vor ihrer Zukunft. Dr. Zasio weist darauf hin, dass die Arbeit mit einem Pferd während des Heilungszyklus den Patienten die Freiheit geben kann, „präsent zu bleiben und sich auf die Hauptaufgabe zu konzentrieren."

Da Pferde auf ihr Verhalten und ihre Gefühle achten, können sie Gefahren erkennen und mit erhöhter Achtsamkeit reagieren, was in der Regel eine Anpassung ihres Verhaltens zur Folge hat und sie dazu bringt, sich zu entfernen. Patienten, die mit Angst zu kämpfen haben, können diese Fähigkeit, Gefahrensignale zu erkennen und ähnlich zu reagieren, nutzen. Der Umgang mit persönlichen Schwierigkeiten durch das Erforschen des Verhaltens eines Pferdes kann für bestimmte Personen einfacher sein als das direkte Sprechen über die eigenen Begegnungen mit der Angst.

Ein weiterer Vorteil der pferdegestützten Psychotherapie bei der Behandlung von Ängsten ist, dass sie den Betroffenen hilft, ihre Probleme in einem geschützten Rahmen behutsam zu bearbeiten. Wenn die Menschen herausfinden, wie sie mit dem Pferd in Kontakt treten und neue Dinge ausprobieren können, bewegen sie sich mit Unterstützung des Therapeuten und des Pferdes aus ihrer üblichen Komfortzone heraus.

Das ermöglicht es dem Therapeuten, seine Erfahrungen zu verwalten und an der Verbesserung von Stress- und Angstbereichen zu arbeiten, einschließlich Gefühlen der Angst und Schwierigkeiten im Umgang mit neuen Erfahrungen. Außerdem kann der Therapeut aus der Beobachtung des Umgangs mit dem Pferd relevante Informationen für die Therapie ziehen – so zeigen sich etwa Fortschritte hier besonders deutlich.

Posttraumatische Belastungsstörung

Nach einem belastenden Erlebnis kann eine posttraumatische Belastungsstörung (PTBS) auftreten, die durch erhöhte Wachsamkeit und Reaktivität, Flashbacks, Albträume, affektive Schwierigkeiten sowie Vermeidungssymptome gekennzeichnet ist. Nach Angaben der *Anxiety and Depression Association of America* (AADA) leiden 7,7 Millionen Amerikaner ab 18 Jahren an einer PTBS.

PTBS kann Kinder, Jugendliche und Erwachsene betreffen. Obwohl mehrere traumatische Ereignisse am häufigsten zur Entwicklung einer PTBS führen, kann sie auch durch ein einziges Ereignis ausgelöst werden, z. B. bei Personen, die sexuell missbraucht wurden oder bei Veteranen, die im Krieg waren. Bei diesen Personen ist die Rate der Entwicklung einer PTBS deutlich höher.

Die pferdegestützte Psychotherapie zur Behandlung posttraumatischer Belastungsstörungen bei Veteranen wird immer häufiger eingesetzt. Tess Hassett, Reitlehrerin beim *Northern Virginia Therapeutic Riding Program*, hat einen Hintergrund in klinischer Psychologie und nutzt EAP, um Veteranen zu helfen.

Bei der Beschreibung ihrer Arbeit mit den Soldaten stellte Hassett fest: „Viele von ihnen haben erklärt, dass sie sich nach ihrer PTBS und ihrer Verzweiflung nie vorstellen konnten, dass sie noch einmal in der Lage sein würden, wieder eine vertrauensvolle Beziehung zu jemandem zu entwickeln. Dennoch spüren sie diese Verbindung zu ihrem Pferd. Das können sie auf ihre anderen Beziehungen übertragen."

Behandlung von Suchtkrankheiten

Es ist bekannt, dass der Missbrauch von verschreibungspflichtigen Medikamenten, Freizeitdrogen und Alkohol in den Vereinigten Staaten immer weiter zunimmt und immer gefährlichere Ausmaße annimmt. Das *Center for Disease Control and Prevention* (CDC) gibt an, dass allein im Jahr 2017 mehr als 70.000 Menschen an einer Medikamentenüberdosis gestorben sind.

Ein großer Teil dieser Todesfälle wurde durch die Opioidkrise verursacht, die das Land heimgesucht hat, wobei etwa 50.000 Todesfälle direkt mit dem Drogenkonsum in Verbindung stehen. Es handelt sich im wahrsten Sinne des Wortes um eine Epidemie der Abhängigkeit von Betäubungsmitteln – verschrieben oder illegal erworben. Es besteht ein wachsender Bedarf an erfolgreichen Methoden zur Behandlung dieser Abhängigkeit, die ein rekordverdächtiges Ausmaß erreicht hat.

Glücklicherweise bietet die pferdegestützte Psychotherapie eine einzigartige und bemerkenswerte Möglichkeit zur Behandlung der Sucht und der zugrunde liegenden – oder gleichzeitig auftretenden – psychischen Störungen.

Das wichtigste Ziel der Behandlung von Suchtkranken ist es, den Patienten zu helfen, ein ruhiges, gesundes und selbstbestimmtes Leben zu führen. In der Regel sind diese Patienten auch in Behandlung, um an sozialen Problemen, etwa schwierigen Familienverhältnissen, zu arbeiten. In der pferdegestützten Therapie können sie lernen, Vertrauen zu fassen, Schwäche zu zeigen und ihre Gefühle auf gesunde Weise auszudrücken.

Das EAP kann den Patienten dabei helfen, herauszufinden, wie sie ein Gefühl des Vertrauens aufbauen können. Wenn sie sich wohl fühlen und eine engere Beziehung entwickeln, kann die Erfahrung die Menschen dazu bringen, sich hilflos zu fühlen, während sie neue Dinge lernen und mit dem Pferd zusammenarbeiten. Dies wird das Vertrauen stärken.

Aufmerksamkeitsdefizit-/Hyperaktivitätsstörung (ADS/ADHS)

Die Behandlung von Aufmerksamkeitsdefizit-/Hyperaktivitätsstörungen (ADHS) ist ein Behandlungsbereich, in dem die pferdegestützte Psychotherapie besonders hilfreich sein kann. Einige berichten, dass die EAP sowohl für Erwachsene als auch für Jugendliche mit ADHS besonders wertvoll ist, da sie ihnen eine praktische und unterhaltsame Möglichkeit bietet, Einblicke in die Herausforderungen zu erhalten, mit denen sie konfrontiert sind.

Der Patient ist während der pferdegestützten Behandlung in der Regel mit einem ausgebildeten Therapeuten, einem

Pferdeexperten und dem Pferd zusammen. Reiten wird normalerweise nicht mit pferdegestützter Psychotherapie in Verbindung gebracht. Stattdessen liegt der Schwerpunkt auf Präsenz, Rücksichtnahme, Fürsorge, Grenzen, bedeutungsvollen Gesten – und das ist nur die Spitze des Eisbergs.

Kay Trotter, eine zertifizierte Ausbilderin und Begründerin von *Equine Partners in Counseling (EPIC) Enterprises*, war eine der ersten, die die Wirksamkeit von pferdegestützter Psychotherapie untersuchte. Trotter stellte fest, dass die Arbeit mit Pferden bei Personen mit Problemen positive Effekte zeitigte.

Ihre Studie war eine der ersten, die zur Wirksamkeit von EAP veröffentlicht wurde. Sie wurde im *Journal for Creativity in Mental Health* veröffentlicht. Es hat sich gezeigt, dass die Patienten eine Reihe von Vorteilen aus der pferdegestützten Psychotherapie ziehen:

- Gesteigertes Selbstwertgefühl
- Gesteigerte Selbstachtung
- Verbesserte Anpassung an Routinen und Leitlinien
- Verbesserter Fokus
- Verbesserung sozialer Beziehungen
- Verminderte Aggression

Für Menschen, die mit ADHS zu kämpfen haben, können die Erfolgserlebnisse, die eine pferdegestützte Psychotherapie mit sich bringt, von großem Vorteil sein. Kit Muellner, eine klinische Sozialarbeiterin, verrät: „Die Patienten haben das Gefühl, dass sie ganz allein etwas erreicht haben, anstatt dass ihnen von Eltern oder Lehrern gesagt wird, sie sollen etwas erreichen." Es ist wirklich eine außergewöhnliche Erfahrung für viele der Personen, die eine Behandlung suchen.

Muellner erklärt: „Ein 1.500 Pfund schweres Tier reagiert so, wie Sie es wollen, weil Sie es darum gebeten haben. Indem Sie das Pferd dazu bringen, das zu tun, was Sie wollen, haben Sie also etwas erreicht, was Sie erreichen wollten – und nicht etwas, was eine andere Person von Ihnen verlangt hat." Für jemanden, der in seinem Alltag mit diesen Herausforderungen zu kämpfen hat, ist das eine große Hilfe.

Dieses Erfolgserlebnis kann für jeden ein großes Gefühl sein, insbesondere für jemanden, der mit ADHS kämpft. Im Rahmen der Therapie ist darüber hinaus das direkte Feedback der Pferde wichtig. So lernen Sie, Vertrauen aufzubauen, ihre Gedanken und Wünsche glaubwürdig zu vermitteln, schrittweise vorzugehen und auf die Bedürfnisse des Tieres zu achten.

Pferdegestützte Therapeuten

Die *Equine Assisted Growth and Learning Association* (EAGALA) ist eine gemeinnützige Organisation, die es sich zur Aufgabe gemacht hat, Experten für die pferdegestützte Therapie auszuarbeiten.

Neben EAGALA gibt es verschiedene weitere Organisationen, die sich mit der Ausbildung von Pferdetherapeuten befassen. Wenn Sie eine Behandlung anbieten möchten, sollten Sie sich an die zuständige Behörde Ihres Landes wenden, unabhängig davon, ob Sie eine pferdegestützte Behandlung durchführen möchten oder nicht. Dort wird man Ihnen helfen, die didaktischen und klinischen Voraussetzungen zu ermitteln, die Sie erfüllen müssen, um in Ihrem Staat für diese Art von

Arbeit zugelassen zu werden. Die pferdegestützte Behandlung ist eine sehr spezifische Spezialisierung im Bereich der Psychotherapie und die Anbieter müssen ein außerordentliches Ausbildungsniveau erreichen, um EAP erfolgreich anbieten zu können.

Jugendliche

Die meisten Jugendlichen machen in ihrem Leben eine Phase durch, in der sie darum kämpfen, gehört zu werden und ihre Gefühle zum Ausdruck zu bringen. Manche haben jedoch größere Probleme als andere. Pferde können jedoch dabei helfen, die Probleme eines Jugendlichen zu erkennen. Pferde können Teenagern bei der Bewältigung von Problemen helfen, wie z. B.:

- Depression
- ADS und ADHS
- Stimmungsstörungen
- Sucht
- Herausforderungen in der Kommunikation
- Vertrauensfragen
- Trauma und Missbrauch

Senioren

Studien zeigen, dass Senioren, die ein Haustier besitzen, ein längeres, besseres und fröhlicheres Leben führen. Wie dem auch sei, der Besitz eines Haustieres ist wahrscheinlich nicht für alle Senioren sinnvoll. Personen, die in Pflegeheimen, Seniorenresidenzen oder Einrichtungen für betreutes Wohnen leben, können häufig keine Haustiere halten. Außerdem kann es aufgrund ihrer medizinischen Probleme schwierig sein, sich auf ein Tier zu konzentrieren und es zu versorgen.

Der Kontakt und die Interaktion mit Haustieren kann jedoch dazu beitragen, die Herzfrequenz von Senioren zu senken und Einsamkeit und Depressionen zu bekämpfen. Wie können wir also helfen? Die tiergestützte Behandlung ist regelmäßig eine ideale Wahl für Senioren, die ein wenig Tierfreundschaft brauchen.

Ein Pony macht etwa die älteren Bewohner eines Pflegeheims in Michigan besonders glücklich. Charlie und seine Besitzerin Ronica besuchen die Senioreneinrichtung in ihrer Nachbarschaft und sorgen dort für gute Stimmung. Da Charlie in engem Kontakt mit Menschen aufgewachsen ist, ist er bemerkenswert umgänglich und liebevoll. Er blüht regelrecht auf, wenn er im Mittelpunkt der Aufmerksamkeit steht.

Suchtkranke auf dem Weg der Besserung

Bei manchen Erkrankungen ist die pferdegestützte Therapie besser geeignet als bei anderen. Zum Beispiel sind Behandlungen zur Heilung von Fixierungen von großem Nutzen. Die Patienten investieren Energie in den Umgang mit und die Konzentration auf die Pferde, was dazu beiträgt, Vertrauen, Verantwortung, Selbstwertgefühl und Sicherheit aufzubauen.

Menschen, die sich von einer Fixierung erholen, erleben häufig eine Beeinträchtigung ihres psychischen und physischen Wohlbefindens. Eine tiergestützte Therapie mit Pferden kann diesen Menschen helfen, ihren Kreislauf zu entlasten, Angstgefühle abzubauen und zu lernen, wie wichtig Ausdauer ist.

Was Sie beachten sollten

Wenn Sie eine pferdegestützte Therapie für sich selbst oder einen Angehörigen in Betracht ziehen, sollten Sie einige Dinge beachten. Ihre körperlichen Fähigkeiten und Ihre allgemeine

Gesundheit haben immer Vorrang. Bevor Sie mit einer Reittherapie beginnen, sollten Sie Ihren Arzt konsultieren, wenn Sie an Skoliose, Spina bifida oder anderen gesundheitlichen Problemen der Wirbelsäule oder des Rückens leiden.

Zeitpunkt der Therapie

Der ideale Zeitpunkt für den Beginn einer pferdegestützten Therapie variiert von Person zu Person und von Problem zu Problem. Wenn jemand zum Beispiel mit einer Sucht kämpft, braucht er Zeit, um zu entgiften und sich an ein Behandlungsprogramm zu halten, bevor er pferdegestützte Therapiedienste in Anspruch nimmt.

Furcht

Obwohl sich die pferdegestützte Therapie bei der Behandlung von Ängsten als wirksam erwiesen hat, kann es sein, dass ein Klient Angst vor der Nähe eines großen Pferdes hat und deshalb nicht bereit ist, an dieser Art von Behandlung teilzunehmen. Es könnte auch ein traumatisches Erlebnis im Zusammenhang mit Tieren vorliegen, das jemanden von der Teilnahme abhält. Jemanden zur Teilnahme zu zwingen, würde die Person zusätzlich belasten und ihr nicht helfen.

Um herauszufinden, ob Sie oder ein Ihnen nahestehender Mensch für eine pferdegestützte Therapie geeignet ist, sollten Sie mit einer zertifizierten Fachkraft für psychische Gesundheit sprechen. Die meisten Programme prüfen vor Beginn der Behandlung, ob die EAP für Sie geeignet ist.

Kosten

Da die pferdegestützte Psychotherapie erst seit kurzem als wirksame Behandlungsmethode für psychische Erkrankungen und Drogenmissbrauch an Popularität und Bedeutung gewinnt, übernehmen viele Versicherungen die Kosten für diese Dienstleistung nicht.

Die Kosten für EAP-Dienste müssen daher selbst getragen werden. Es empfiehlt sich, im Vorfeld mit Ihrer Versicherung und der örtlichen Reittherapieeinrichtung zu sprechen, um die technischen Einzelheiten zu klären und sicherzustellen, dass sie sich die Behandlung leisten können.

Warum Pferde?

- Pferde sind intuitive und sensible Tiere.
- Die menschlichen Emotionen spiegeln sich in den Pferden wider.
- Zwischen Pferden und Menschen besteht ein enges Band.
- Pferde bieten bedingungslose Liebe.
- Pferde helfen dem Menschen, sich zu entspannen, indem sie ihn akzeptieren und ihm die Möglichkeit geben, zu geben und zu nehmen, was sein Vertrauen und seine Aufmerksamkeit erhöht.
- Aufgrund ihrer bescheidenen Statur bieten kleinere Pferde und Ponys eine gute Therapieerfahrung für Kinder, ältere Menschen oder Rollstuhlfahrer.

Ist die pferdegestützte Therapie wirksam?

Pferde sind treue, geschätzte und zuverlässige Tiere, mit denen sich die Menschen im Laufe der Geschichte schnell angefreundet haben. Schon die alten Griechen beobachteten, dass Menschen im Umgang mit Pferden ruhiger und fröhlicher wirkten. Das zarte, geduldige Wesen eines Pferdes löst bei Menschen, die unter den Folgen psychischer oder körperlicher Erkrankungen leiden, ein Gefühl der Sicherheit und des Vertrauens aus.

Pferde sind große, starke Tiere und sie können auf Menschen, die wenig Erfahrung im Umgang mit ihnen haben, bedrohlich wirken. Dennoch soll die pferdegestützte Behandlung den Menschen dabei helfen, das unterschwellige Gefühl der Angst zu überwinden und eine tiefe, dauerhafte Bindung zu dem Tier aufzubauen.

Spezialisten für pferdegestützte Therapien sind der Meinung, dass die imposante Erscheinung von Pferden in Verbindung mit ihrem sanften und toleranten Wesen den Menschen hilft, emotionales Wohlbefinden und eine Erholung von der Sucht zu erreichen. Durch diese nicht-intrusiven Behandlungsprogramme kann der Einzelne eine Menge über sich selbst herausfinden und gleichzeitig die Vorteile von Mitgefühl und Vertrauen erkunden.

Pferde haben außerdem besondere – und einzigartige – Persönlichkeiten, die für Pferdepatienten unerlässlich sind, um ihre Programmziele zu erreichen. Wie einzelne Menschen können Pferde aufgeschlossen, bescheiden, etwas eigensinnig und freundlich sein. Manche sind ruhig, andere wiederum können rüpelhaft sein. Manche sind geradezu albern. Nichts ist hilfreicher als die Erkenntnis, dass Sie einen treuen, geschätzten Gefährten haben, der Sie immer wieder mit einem tiefen Verlangen nach Ihrer Gesellschaft begrüßt.

Pferde sind sensible Tiere, die sofort eine Verbindung zu Menschen spüren, mit denen sie täglich oder häufig zu tun haben. Indem sie auf nonverbale Kommunikation reagieren und die Neigungen ihrer Betreuer widerspiegeln, sind Pferde die idealen, nicht wertenden „Spezialisten", die mit Hilfe von Körpersprache ein tiefes Verständnis für die schädlichen Praktiken und herausfordernden Emotionen einer Person vermitteln.

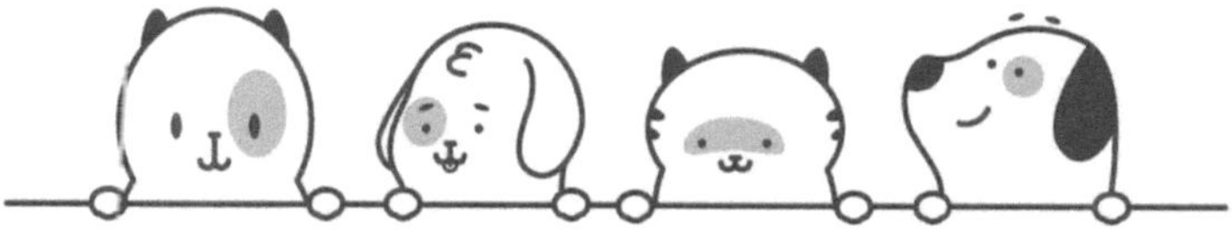

WAS ERHALTEN WIR, WENN WIR DEN TIEREN MEHR GEBEN?

Tiere helfen den Menschen auf unzählige Arten, von der Erbringung von Dienstleistungen (als Blindenhunde für Sehbehinderte oder als Therapiehunde) bis hin zu Liebe und Freundschaft in unserem Alltag. Verschiedene Forschungen und Studien haben gezeigt, welch positiven Einfluss Tiere auf das körperliche und emotionale Wohlbefinden des Menschen haben, was auf vielfältige Weise geschätzt und genutzt werden kann. Wäre es da nicht angebracht, etwas zurückzugeben?

Tiere helfen uns – lassen Sie uns Tieren helfen

Wir sollten uns unserer Verpflichtung gegenüber unseren perfekten Partnern, Begleitern und Helfern, unseren Haustieren, bewusst sein. Diese Verpflichtung besteht nicht nur darin, jeden Tag die Überlebensbedürfnisse der Tiere zu befriedigen. Sie bedeutet auch, dass Sie Zeit und Mühe aufwenden müssen, um ein sorgfältig ausgewähltes Haustier zu finden, das zu Ihrem Leben passt. Mit der Aufnahme eines Tieres geben Sie das Versprechen ab, ihm ein dauerhaftes Zuhause zu bieten. Die Tierheime sind mit einer außergewöhnlichen Anzahl von Haustieren überfordert, die dringend ein Zuhause suchen.

Allein in den Vereinigten Staaten werden jedes Jahr rund 6,5 Millionen Tiere in Tierheimen untergebracht und nur 3,2 Millionen werden in ein dauerhaftes Zuhause aufgenommen. In der Schweiz wurden 2017 18.385 Tiere in Tierheimen aufgenommen und nur 12.123 Tiere adoptiert. Die deutschen Tierheime nehmen regelmäßig mehr als 300.000 Hunde, Katzen, kleine Wirbeltiere, Vögel und andere Tiere auf – und nur 100.000 Tiere werden wieder aufgenommen.

WIE MAN DAS PERFEKTE HAUSTIER FINDET

Herzlichen Glückwunsch! Wenn Sie nach der Lektüre dieses Buches beschlossen haben, dass die Haltung eines Haustieres die richtige Wahl für Sie ist: Sie sind dabei, sich auf eine einzigartige und lohnende Beziehung einzulassen. Ein Haustier macht die Menschen glücklicher. Vergessen Sie jedoch nicht die Bedürfnisse des Tieres! Es ist entsprechend für beide Seiten wichtig, das richtige Tier für Ihre Lebensbedingungen und Ihren Lebensstil auszuwählen.

Besprechen Sie Ihre Vorlieben für ein Haustier mit dem Rest Ihrer Familie und erstellen Sie eine Liste mit Eigenschaften, die Sie mögen, und solchen, die Sie lieber vermeiden würden. Hunde, die besten Freunde des Menschen, gibt es in verschiedenen Rassen und Mischungen, jede mit ihren eigenen Charaktereigenschaften und spezifischen Bedürfnissen. Eine Hunderasse kann für eine Familie perfekt sein, für eine andere aber nicht.

Wenn Sie sich ein kleineres und weniger energiegeladenes Tier wünschen, ist vielleicht eine Katze oder ein Kaninchen die richtige Wahl für Sie und Ihre Familie. Bei der Suche nach dem idealen Haustier sollten Sie die folgenden Fragen berücksichtigen:

- **Lebensraum:** Haben Sie einen Garten oder leben Sie in einer kleinen Wohnung? Dies wirkt sich erheblich auf die Größe des Tieres aus, das für Ihre Wohnung am besten geeignet ist. Eine Katze oder ein Käfigtier ist für eine Wohnung vielleicht besser geeignet als ein riesiger Hund oder eine Rasse, die viel Auslauf braucht.

- **Grad der Aufmerksamkeit:** Wie viel Zeit am Tag wird das Tier allein sein? Wenn Sie die meiste Zeit des Tages abwesend sind und keinen Tiersitter engagieren oder eine Tagesbetreuung in Anspruch nehmen wollen, sollten Sie sich für ein Tier entscheiden, das nicht so viel Aufmerksamkeit benötigt – und nicht für einen Hund.

- **Überlegungen zur Haustiergröße:** Haben Sie kleine Kinder oder eine gebrechliche oder behinderte Person, die von einem großen Hund oder einem ungestümen Welpen umgeworfen werden könnte? Vielleicht wäre ein kleineres Tier die bessere Wahl.

- **Fellwechsel und Fellpflege:** Wie viel Fellwechsel sind Sie bereit, in Kauf zu nehmen? Hunde und Katzen haaren und viele Rassen müssen regelmäßig gepflegt werden. Sie können ein Haustier wählen, das überhaupt nicht haart, wie z. B. einen Leguan oder eine Schlange, wenn Sie die damit verbundene Arbeit nicht in Kauf nehmen möchten!

- **Leistbarkeit:** Wie viel Geld haben Sie für Tierarztrechnungen, Versicherungen, Futter, Spielzeug usw. zur Verfügung?

Einige Wohltätigkeitsorganisationen bieten kostengünstige tierärztliche Versorgung an, aber sie sind auf bestimmte Gebiete beschränkt, und Sie müssen bestimmte finanzielle Kriterien erfüllen.

Das Wichtigste bei der Auswahl eines Haustieres ist, dass Sie sich selbst gegenüber völlig ehrlich sind, was Ihren Lebensstil und die Art des Tieres angeht, das Sie in Ihre Familie aufnehmen möchten. Fangen Sie klein an, vielleicht mit einem Fisch oder einem kleineren Haustier, wenn Sie sich nicht sicher sind, ob Sie sich um ein größeres Tier kümmern können.

Tierheime und Rettungstiere

Ob Mischlinge oder reinrassige Tiere – Hunde, Katzen und andere Tiere, die aus einem Tierheim oder einer Tierrettungsgruppe stammen, können wunderbare Haustiere sein. Meistens landen die Tiere ohne eigenes Verschulden in einem Tierheim. Ihr Besitzer ist vielleicht gestorben oder in ein Gebiet umgezogen, in dem Haustiere nicht erlaubt sind, oder das Tier wurde einfach von unverantwortlichen Besitzern ausgesetzt, die es aus einer Laune heraus erworben haben. Viel zu oft erfahren die Menschen erst viel zu spät, dass sie nicht in der Lage (oder nicht willens) sind, sich um ihre Haustiere zu kümmern. Das ist einer der Gründe, warum es so wichtig ist, sich genau zu überlegen, welches Tier für Sie geeignet ist. Wenn ein Tier in einem Tierheim oder einer Rettungsgruppe ein feindseliges Verhalten zeigt, wird es in der Regel eingeschläfert, anstatt zur Adoption freigegeben zu werden. Außerdem geben viele Tierheime an, welche Art von Familien am besten zu den einzelnen Tieren passen würde (z. B. keine Kinder, keine Katzen usw.).

Rettungsorganisationen bemühen sich, ein Zuhause für ungewollte oder ausgesetzte Hunde, Katzen und andere Haustiere zu finden. Viele von ihnen werden aus Tierheimen geholt, in denen sie sonst eingeschläfert worden wären. Die Tiere werden in der Regel von Freiwilligen betreut und oft in Pflegefamilien untergebracht, bis ein dauerhaftes Zuhause gefunden ist. Daher kennen die Retter häufig das Temperament eines Tieres sehr genau und können Sie beraten, ob ein Tier zu Ihnen passt.

Sie geben nicht nur einem Haustier ein Zuhause und erhalten im Gegenzug viele Vorteile, sondern Sie retten auch das Leben eines Tieres, wenn Sie es aus einem Tierheim oder einer Rettungsorganisation adoptieren.

Alternativen zur Haltung von Haustieren

Es gibt auch andere Möglichkeiten, von den vielen gesundheitlichen Vorteilen des Umgangs mit Tieren zu profitieren, selbst wenn Sie nicht die Zeit, das Geld oder die Möglichkeit haben, ein Haustier zu halten. Sie können zum Beispiel darum bitten, den Hund eines Nachbarn auszuführen oder in einem Tierheim ehrenamtlich zu arbeiten. Freiwillige Helfer werden oft gebeten, sich um obdachlose Hunde zu kümmern, beim Training zu helfen, Katzen zu sozialisieren oder bei Adoptionsveranstaltungen mitzuhelfen. Durch diese Interaktionen helfen Sie nicht nur sich selbst, sondern auch den Tieren, die dadurch leichter adoptiert werden können und sich an Menschen gewöhnen.

Mehrere Tierheime und Rettungsorganisationen bieten „Leih"-Programme für Haustiere an. Hunde und Katzen können im Rahmen dieser Programme spazierengeführt werden oder man kann regelmäßig mit ihnen spielen. Sie können ein Tier auch vorübergehend in Pflege nehmen, bis ein dauerhaftes Zuhause für es gefunden wurde – oder bis Sie herausgefunden haben, ob das Tier für Sie geeignet ist. Einige Tierheime bieten sogar spezielle Pflegeplätze für ältere Tiere an. Das Tierheim übernimmt dabei meist die medizinischen Kosten, wenn Sie dem Tier für den Rest seines Lebens ein gutes Zuhause bieten. Das ist hilfreich, denn viele Menschen können die zusätzlichen Kosten für die Pflege eines älteren Haustiers nicht auf sich nehmen. Dennoch wäre dies eine hervorragende Lösung, die dem Tier in seinen goldenen Jahren Ruhe und Sicherheit bietet.

Speziell ausgebildete Therapiehunde und -katzen werden auch von verschiedenen Gruppen angeboten. Diese Tiere besuchen Kinderkrankenhäuser, Einrichtungen für betreutes Wohnen, Pflegeheime, Hospizprogramme, Tierheime und Schulen. Die Menschen haben die Möglichkeit, die Tiere bei diesen Besuchen zu streicheln und zu bürsten, was die Stimmung hebt und Spannungen und Ängste abbaut. Viele der Menschen in diesen Einrichtungen waren gezwungen, ihre geliebten Haustiere zurückzulassen, als sie sich nicht mehr um sie kümmern konnten. Ihnen bietet sich hier eine dringend benötigte Gelegenheit, diese Lücke irgendwie zu füllen.

Sie können sich auch an ein örtliches Tierheim wenden, um herauszufinden, welche Möglichkeiten der Freiwilligenarbeit es dort gibt. Möglicherweise benötigen sie Freiwillige, die Tiere trainieren, pflegen und sozialisieren. Wenn Sie bereit sind, vorübergehend ein Haustier zu haben, sich aber die langfristigen Tierarztrechnungen nicht leisten oder sich nicht zu einer dauerhaften Adoption verpflichten können, könnten Sie die vorübergehende Aufnahme eines Pflegetiers in Erwägung ziehen. Viele Tierheimtiere sind in der Umgebung des Tierheims scheu und ängstlich. Sie brauchen die Harmonie und Ruhe eines Zuhauses, während sie darauf warten, ihre endgültige Familie zu finden.

FAZIT

In diesem Buch beziehe ich mich nicht auf Tiere, die darauf trainiert wurden, Befehle zu befolgen, sondern auf Hunde, Katzen und alle anderen Haustiere, denen wir täglich begegnen. Der Kontakt mit einem Tier, wie z. B. das Streicheln, Füttern und Plaudern mit einem Haustier, vermittelt ein Gefühl von Vergnügen, Ruhe und Freude, das bei Therapien und Behandlungen für Kinder und Erwachsene hilfreich ist. Durch die angstfreie körperliche Interaktion mit Tieren und der Umwelt kann eine Heilung eintreten. Die Kinder glauben, dass das Tier sie braucht, und fühlen sich dadurch in ihrem Selbstwertgefühl und ihrem seelischen Wohlbefinden gestärkt.

Bei der tiergestützten Therapie handelt es sich nicht um eine medikamentöse Strategie, sondern um einen alternativen Weg, mit psychischen Problemen umzugehen, der schon seit Generationen auf die eine oder andere Weise genutzt wird. Die alten Griechen akzeptierten, dass Hunde den Menschen bei der Genesung von Krankheiten helfen konnten, und begrüßten ihre Anwesenheit in ihren Heilstätten. Die moderne Arbeit mit Haustieren begann 1792 in England, wo der Arzt William Tuke Hunde einsetzte, um das tägliche Leben der Patienten in Krankenhäusern zu verbessern. Im Jahr 1867 wurden in

Deutschland Hunde zur Behandlung von Epilepsiepatienten eingesetzt. Im Jahr 1944 setzte das Rote Kreuz in New York Hunde bei der Trauma-Therapie von Soldaten ein. International gibt es unzählige Programme, bei denen Hunde entweder dauerhaft oder kurzfristig eingesetzt werden, um die Genesung von Patienten zu unterstützen.

Wie bereits erwähnt, setzten die alten Griechen Hunde in der Medizin ein. Asklepios, dem Gott der Medizin und der Heilung, wurde nachgesagt, dass er die Heilung und Genesung durch gesegnete Hunde förderte. In der alternativen Medizin gelten Schildkröten und andere Reptilien als Schlüsselkomponenten für die Heilung bestimmter Leiden. Die vielen positiven Auswirkungen, die Pferde auf Menschen mit geistigen oder körperlichen Problemen haben, sind ebenfalls gut dokumentiert.

Heute deuten immer mehr Studien darauf hin, dass die tiergestützte Behandlung immer mehr von der Wissenschaft anerkannt wird. Rupert Sheldrake weist in seinem Buch Dogs That Know When Their Owners Come Home and Other Unexplained Powers of Animals darauf hin, dass es derzeit allein in den USA mehr als 2.000 Projekte gibt, bei denen Tiere Menschen in Notfallkliniken, Hospizen und Pflegeheimen besuchen. In den meisten Fällen handelt es sich dabei um Haustiere, die bei Freiwilligen leben und häufig als PAT-Tiere (Pet as Treatment) bezeichnet werden. Darüber hinaus gibt es Menschen, die gemeinsam mit ihren Hunden und Katzen Patienten besuchen und diesen erlauben, mit den ausgebrannten, entmutigten oder verlassenen Menschen zu interagieren. Auch andere Tiere haben wertvolle, heilende

Qualitäten, darunter Vögel, Schildkröten, Kaninchen und sogar Fische.

Hunderte von Geschichten über Tiere, die trösten und heilen, sind in seinem Buch enthalten, die meisten davon handeln von Katzen und Hunden, die das Leben kranker oder trauriger Menschen verbessern. Ich lade Sie, meine Leser, ein, Ihre eigene Geschichte zu erzählen, indem Sie ein bedürftiges Tier adoptieren oder in Pflege nehmen. Die Belohnungen für Sie und Ihr Tier sind auf diesen Seiten zu sehen. Die Adoption eines Hundes, einer Katze, eines Pferdes oder eines anderen Tieres kann das Leben verändern – Ihres und das Ihrer neuen Haustiere - zum Besseren!

Wenn Ihnen dieser Titel gefallen hat und Sie gerne über andere Themen lesen möchten, die mein Leben verändert haben, sehen Sie sich bitte meine neuen Bücher auf Amazon oder meiner Website an: www.my-mindguide.com.

Lassen Sie uns auch über die sozialen Medien in Verbindung bleiben. Bitte schreiben Sie mir auf Facebook oder Instagram, und halten Sie mich auf dem Laufenden! Sie können mir Ihre Gedanken auch gerne direkt mitteilen: gassner@my-mindguide.com. Im Gegenzug sende ich Ihnen eine wunderschöne Infografik, die Sie ausschneiden und einrahmen können.

Bitte hinterlassen Sie auch eine Rezension auf Amazon, da dies mir helfen wird, ein noch breiteres Publikum zu erreichen. Vielen Dank für Ihre Zeit, Ihren Einblick und Ihren unermüdlichen Wissenshunger!

Ich möchte mich bei all meinen Kollegen, Kunden, Freunden und Familienmitgliedern bedanken, die alle dazu beigetragen haben, was ich heute bin.

Ich möchte mich auch bei Gabriel Palacios bedanken, dem König der Hypnotherapie und Schweizer Bestsellerautor, der diesem alten Fuchs neue Tricks beibrachte und mich tief in das Geheimnis der Hypnotherapie eintauchen liess. Ich habe auf dieser Reise so viel gelernt, dass ich jetzt selbst ein zertifizierter Master-Hypnose-Coach und Gesprächscoach bin!

Außerdem möchte ich mich bei den fantastischen Lehrern von SAMYANA/Bali bedanken, die mich zu einem zertifizierten Yoga- und Meditationslehrer ausgebildet haben.

Last but not least gilt mein besonderer Dank meinem Meisterlehrer Eckhard Wunderle, der für mich fast ein Heiliger ist. Er hat mich in die Welt der Meditation eingeführt und mich all die Wunder, die sie zu bieten hat, entdecken lassen. Ich könnte nicht stolzer sein, dass ich meine Zertifizierung als Meditationslehrer direkt von ihm am Institut für Spirituelle Psychologie erhalten habe.

Frieden, Liebe und Glück für Sie alle - bis zum nächsten Mal!

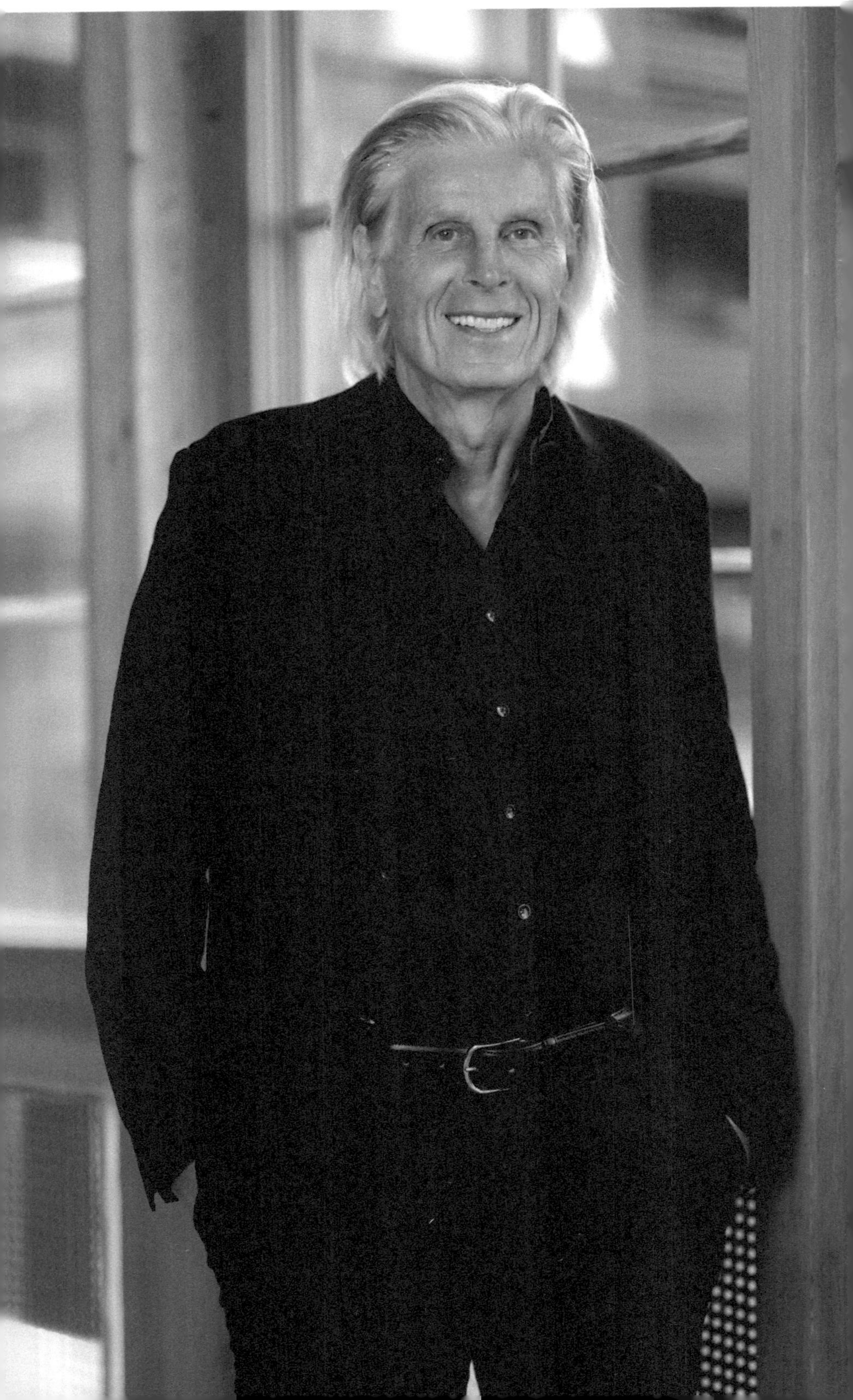

Authors portrait

Kurt Friedrich Gassner hat im Laufe seines Lebens viele Rollen gespielt. Unter anderem war er Serienunternehmer, Kreativdirektor, Meditationslehrer, lizenzierter Hypnosetherapeut und seit kurzem auch Autor für Selbstverbesserung. Durch die Nutzung seines Erfahrungsschatzes und seiner fundierten Kenntnisse der Psychologie gibt er seinen Lesern die Werkzeuge an die Hand, die sie benötigen, um ihr unendliches Potenzial zu entfalten.

Als produktiver Selbsthilfe-Autor hat Kurt die folgenden Bücher verfasst: *Die Kunst des Vergebens, Lügen oder Sterben, Soul-Match, Kann man einen vergifteten Verstand erben? und Die Macht der Armut.* Er ist auch Autor eines Kinderbuch-Bestsellers im deutschsprachigen Raum und hat über 20 Bücher in Arbeit.

Wenn es um dauerhaften Erfolg geht, weiß Kurt, dass finanzieller Wohlstand nicht der einzige Aspekt ist, nach dem man streben sollte. Er mag ein Selfmade-Millionär sein, aber was sein Leben wirklich verändert hat, ist die Beherrschung seines Unterbewusstseins. Beharrlichkeit, persönliche Stärke, Selbsterkenntnis und das Lernen aus vergangenen Fehlern waren die wichtigsten Zutaten, um seine Träume zu verwirklichen. Er bemüht sich, diese Weisheit durch sein Schreiben an andere weiterzugeben.

In seiner Freizeit reist Kurt Friedrich Gassner entweder um den Globus, geht golfen, radelt in den Alpen, wandert oder verbringt Zeit mit seinen Lieben. Seit 37 Jahren ist er glücklich verheiratet und Vater von zwei erfolgreichen Kindern. Zurzeit wohnt er in München, Deutschland, und Kirchberg, Österreich.

OTHER BOOKS BY THE AUTHOR

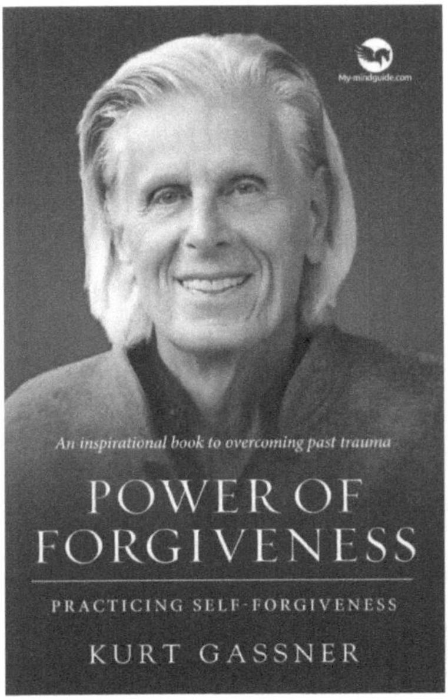

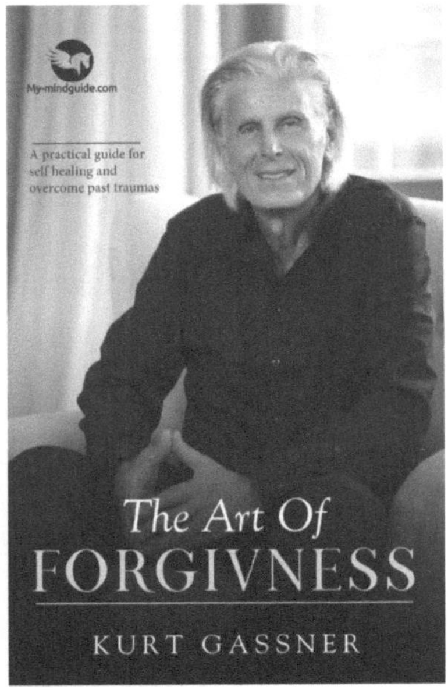

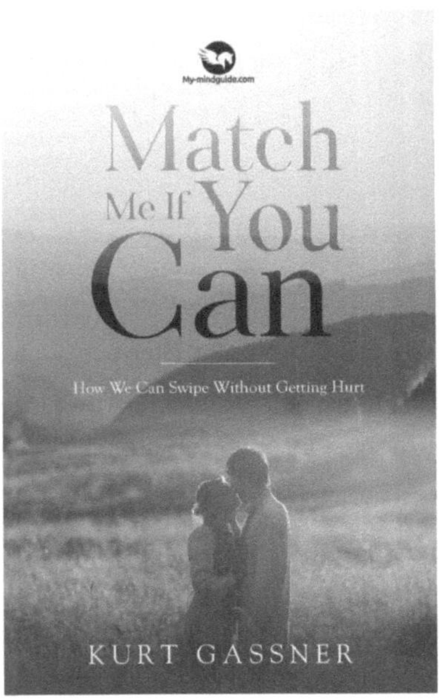

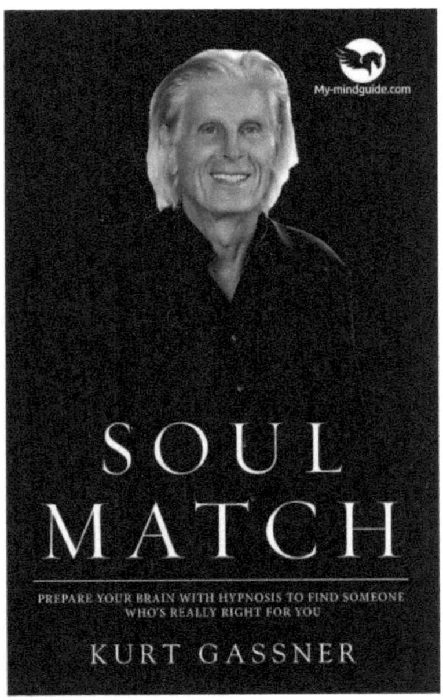

BÜCHER VOM AUTOR IN DEUTSCHER AUSGABE

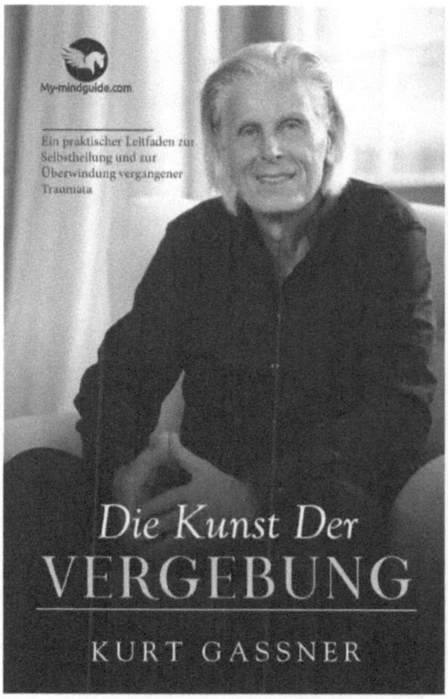

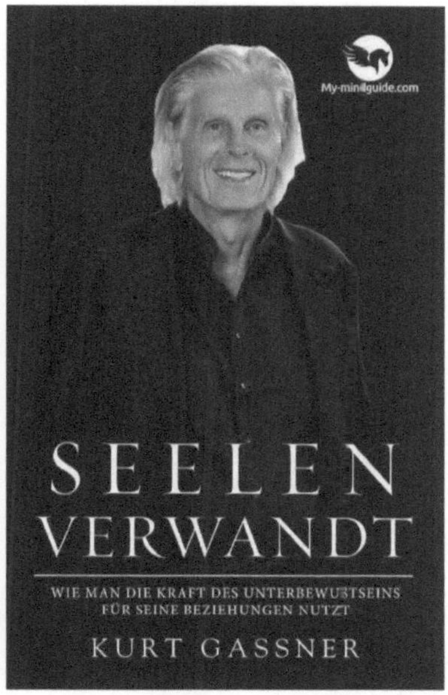

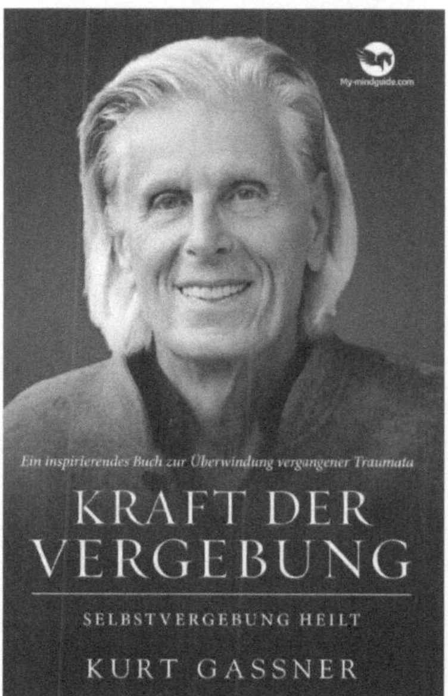

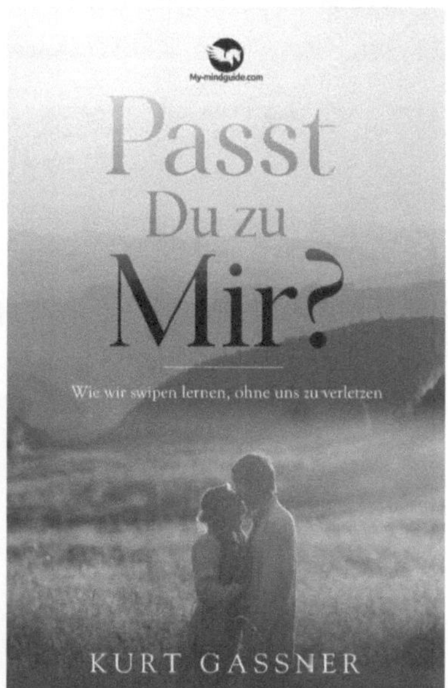

OTHER BOOKS BY THE AUTHOR

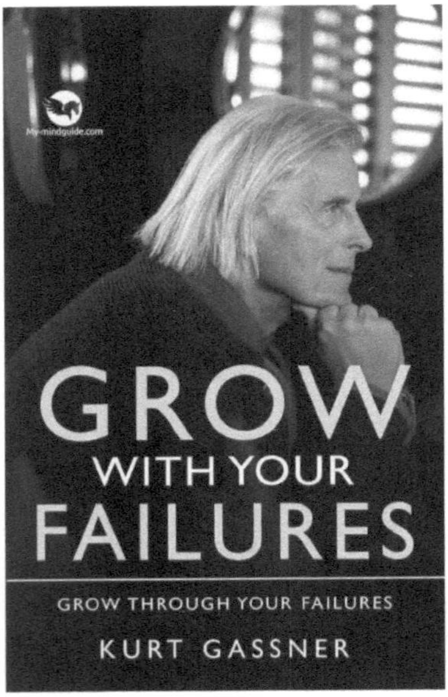

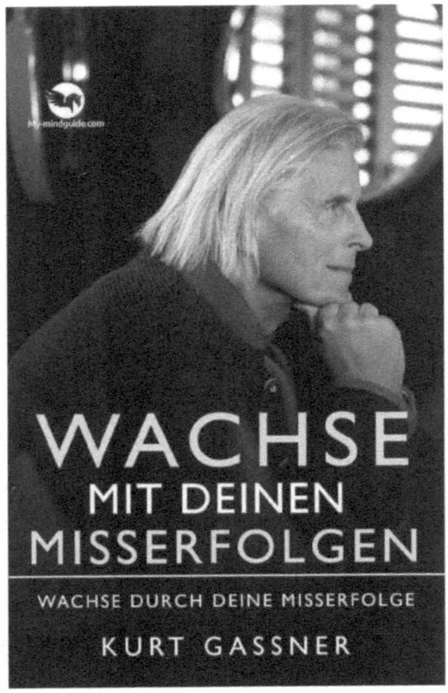

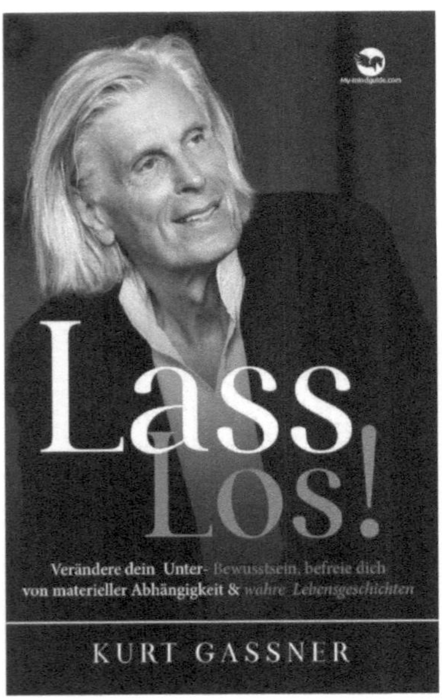

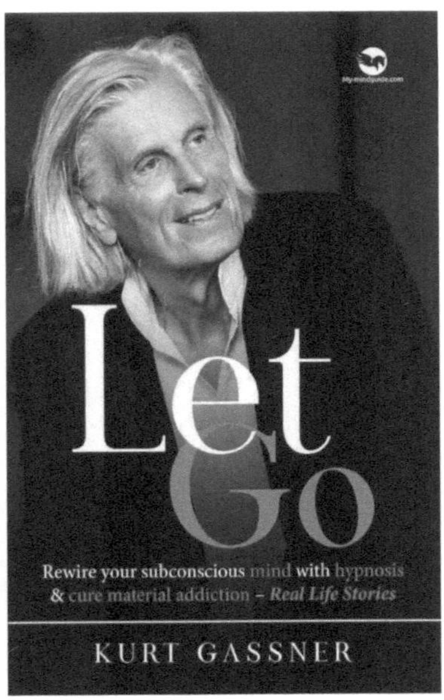

OTHER BOOKS BY THE AUTHOR

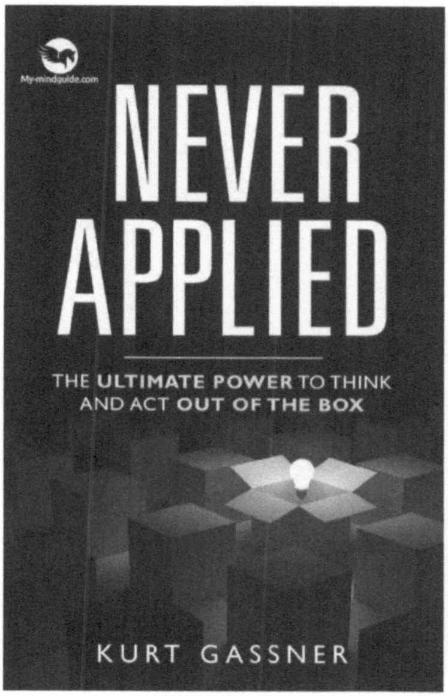

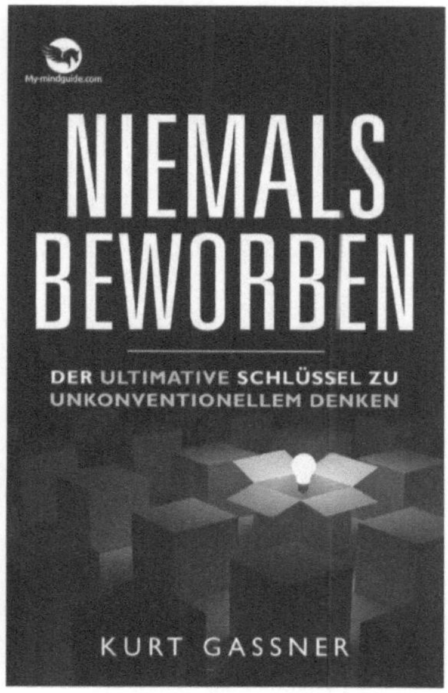

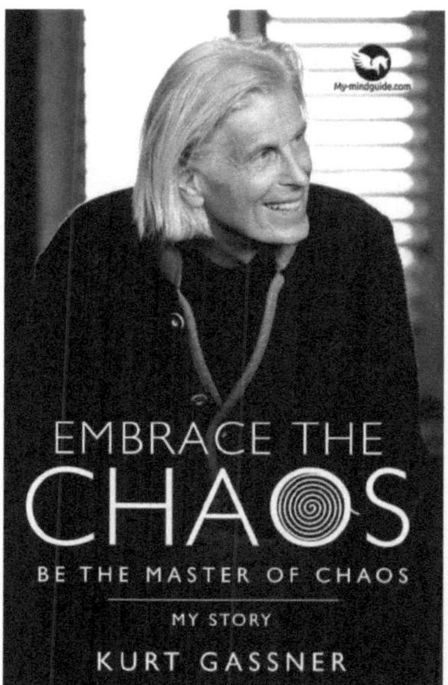

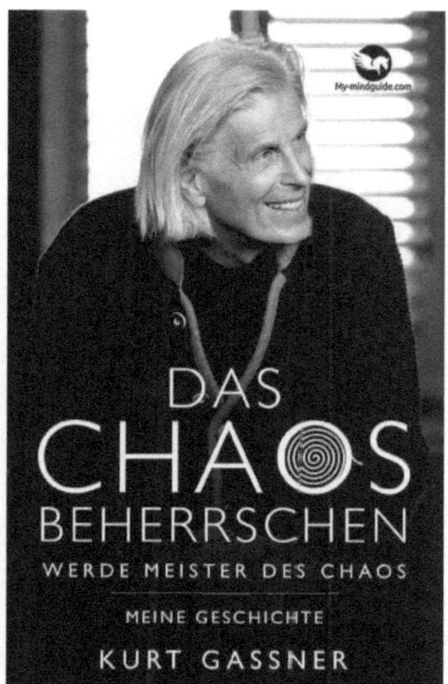

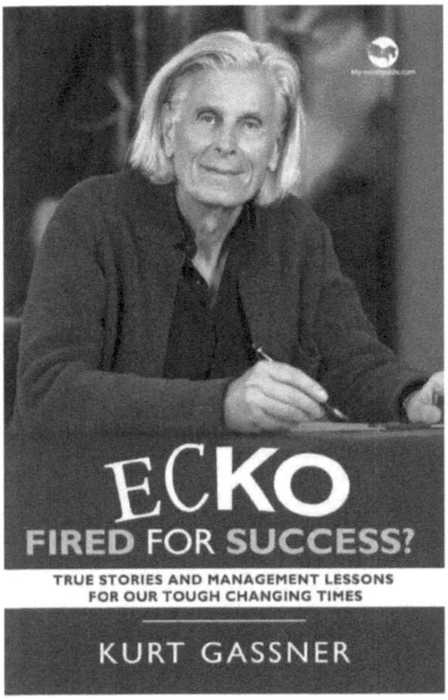
ECKO
FIRED FOR SUCCESS?
TRUE STORIES AND MANAGEMENT LESSONS
FOR OUR TOUGH CHANGING TIMES
KURT GASSNER

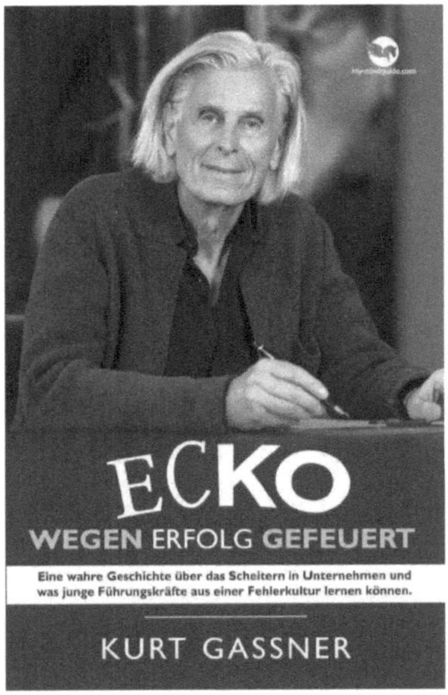
ECKO
WEGEN ERFOLG GEFEUERT
Eine wahre Geschichte über das Scheitern in Unternehmen und
was junge Führungskräfte aus einer Fehlerkultur lernen können.
KURT GASSNER

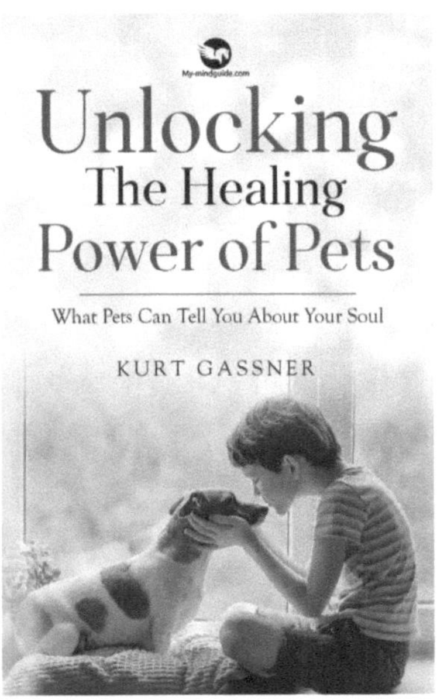
Unlocking
The Healing
Power of Pets
What Pets Can Tell You About Your Soul
KURT GASSNER

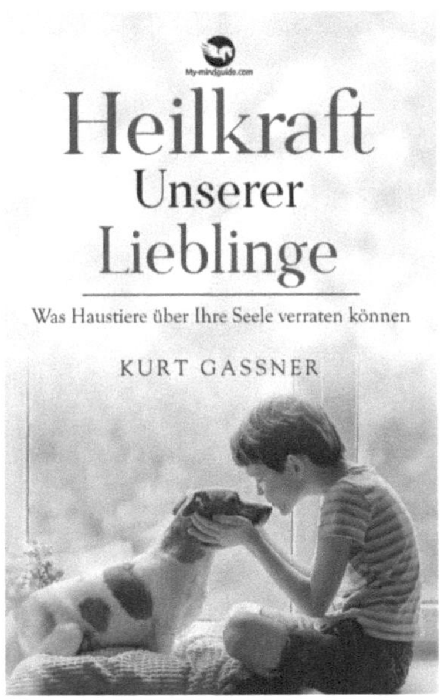
Heilkraft
Unserer
Lieblinge
Was Haustiere über Ihre Seele verraten können
KURT GASSNER

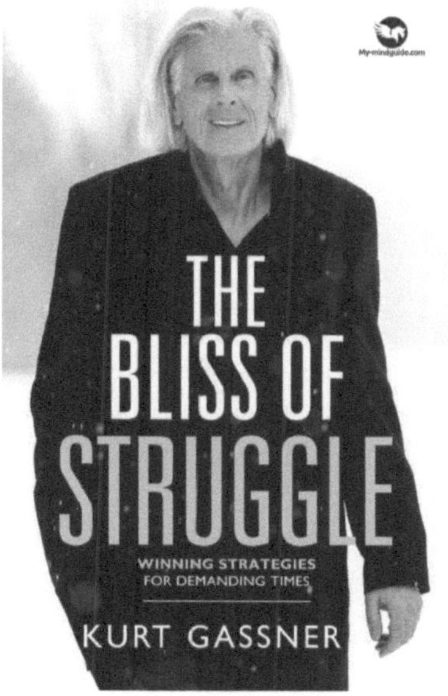
THE
BLISS OF
STRUGGLE
WINNING STRATEGIES
FOR DEMANDING TIMES
KURT GASSNER

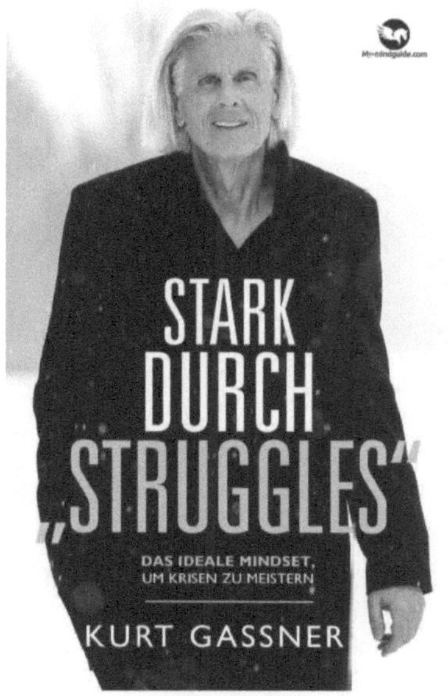
STARK
DURCH
„STRUGGLES"
DAS IDEALE MINDSET,
UM KRISEN ZU MEISTERN
KURT GASSNER

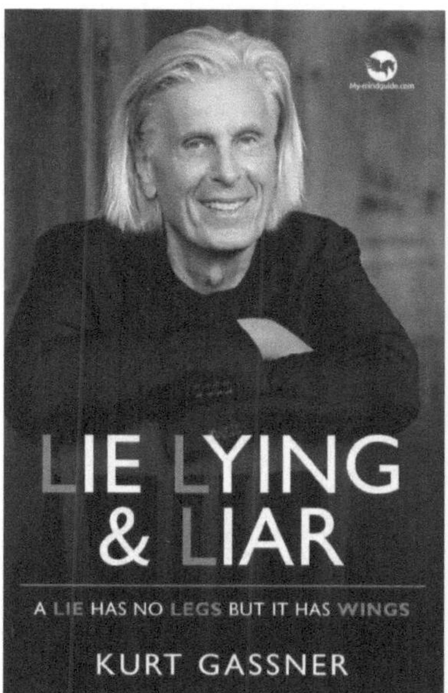
LIE LYING
& LIAR
A LIE HAS NO LEGS BUT IT HAS WINGS
KURT GASSNER

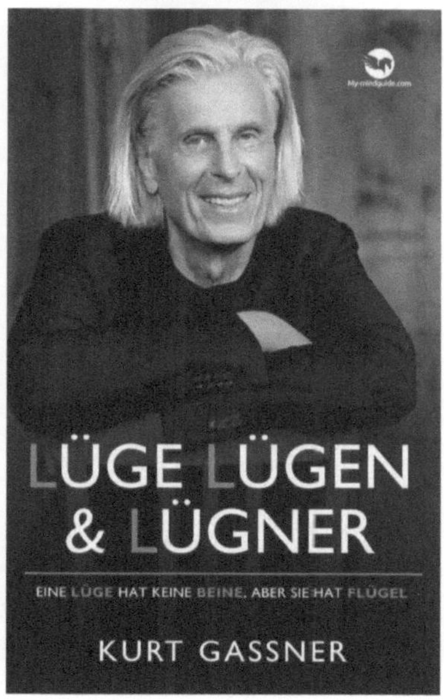
LÜGE LÜGEN
& LÜGNER
EINE LÜGE HAT KEINE BEINE, ABER SIE HAT FLÜGEL
KURT GASSNER

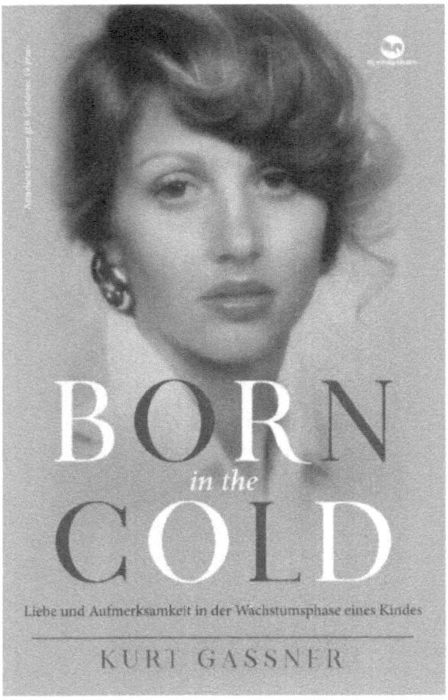
BORN
in the
COLD
Liebe und Aufmerksamkeit in der Wachstumsphase eines Kindes
KURT GASSNER

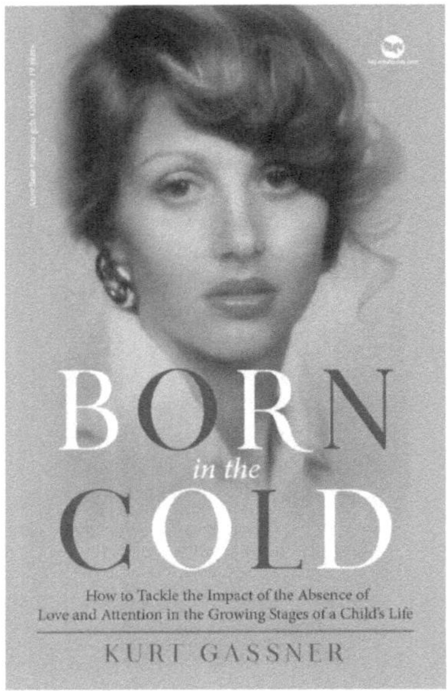
BORN
in the
COLD
How to Tackle the Impact of the Absence of
Love and Attention in the Growing Stages of a Child's Life
KURT GASSNER

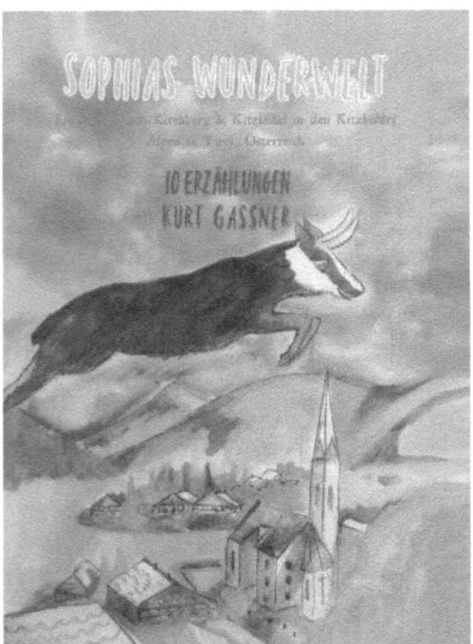
SOPHIAS WUNDERWELT
10 ERZÄHLUNGEN
KURT GASSNER

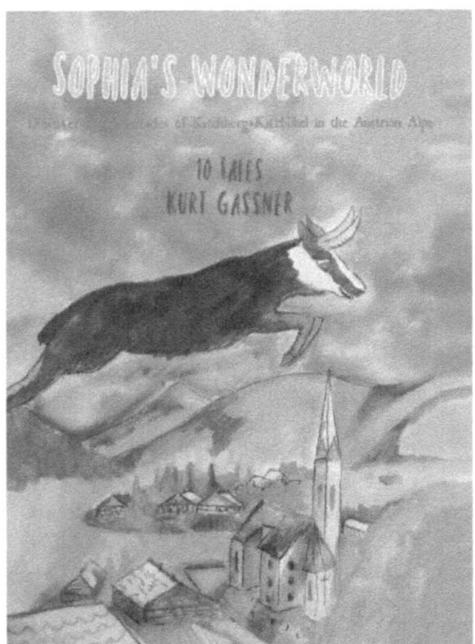
SOPHIA'S WONDERWORLD
10 TALES
KURT GASSNER

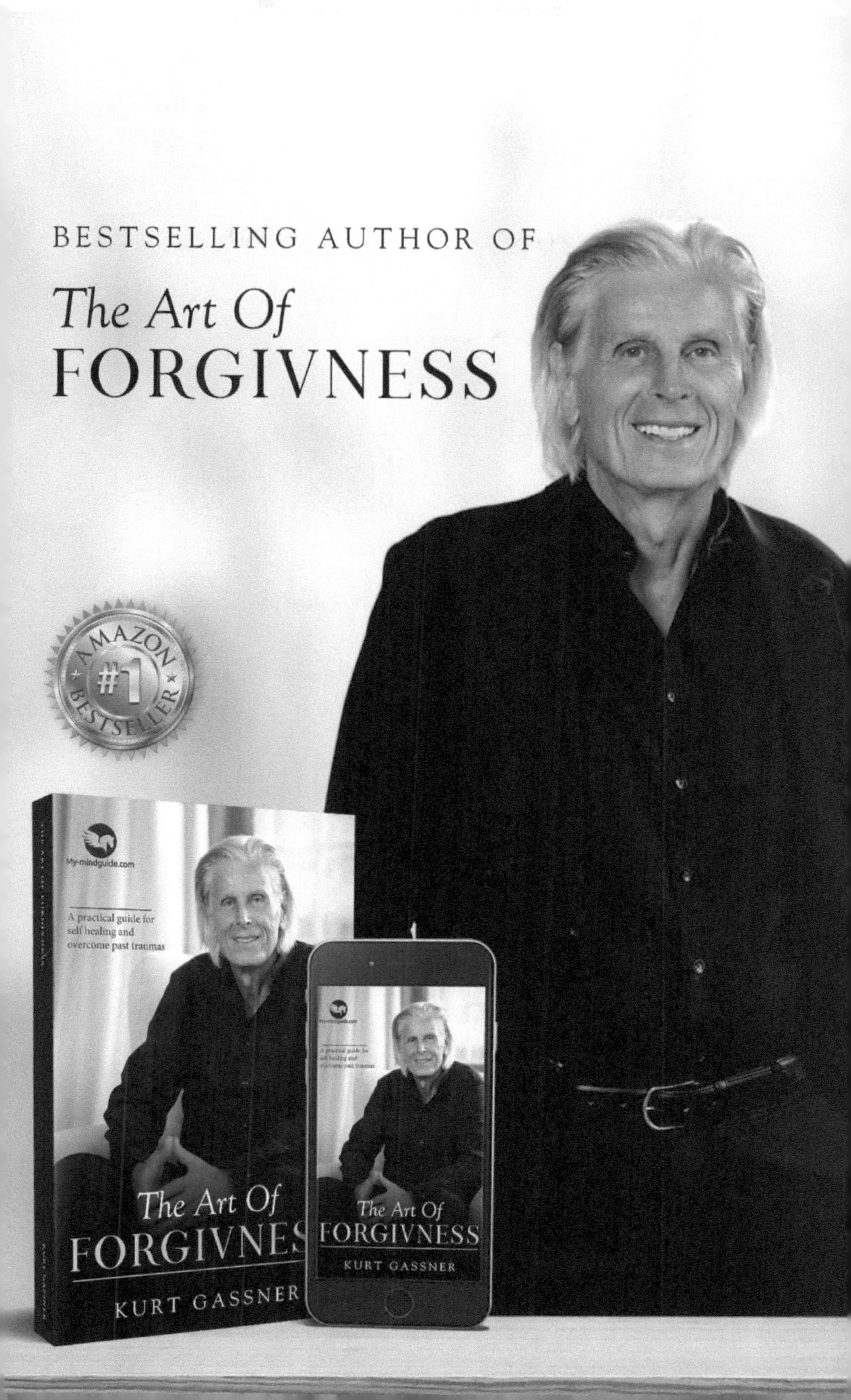
BESTSELLING AUTHOR OF
The Art Of
FORGIVNESS
AMAZON
#1
BESTSELLER
My-mindguide.com
A practical guide for
self healing and
overcome past traumas
The Art Of
FORGIVNES
KURT GASSNER
The Art Of
FORGIVNESS
KURT GASSNER

See me also on Wikipedia

https://en.wikipedia.org/wiki/Kurt_Gassner